WEND-UWE BOECKH-BEHRENS

maxxF

DER MEGATRAINER

NIKOL
VERLAG

MAXXF – MIT LEICHTIGKEIT IN BEST-FORM

MAXXF-KRAFT- UND DEHNÜBUNGEN

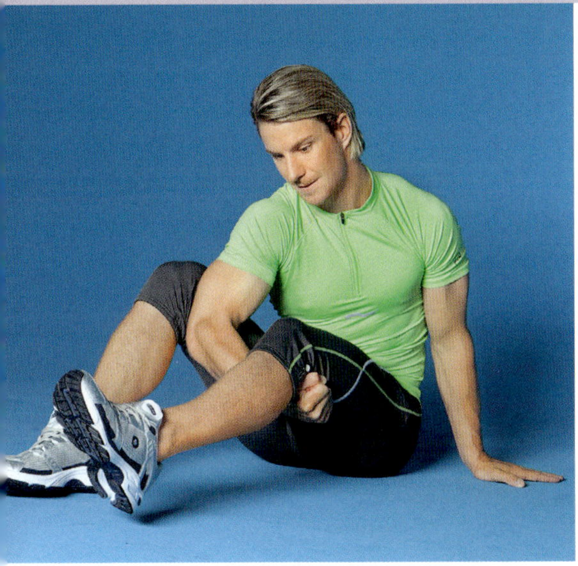

PROGRAMME UND TESTS – ALLES FÜR IHR TRAINING

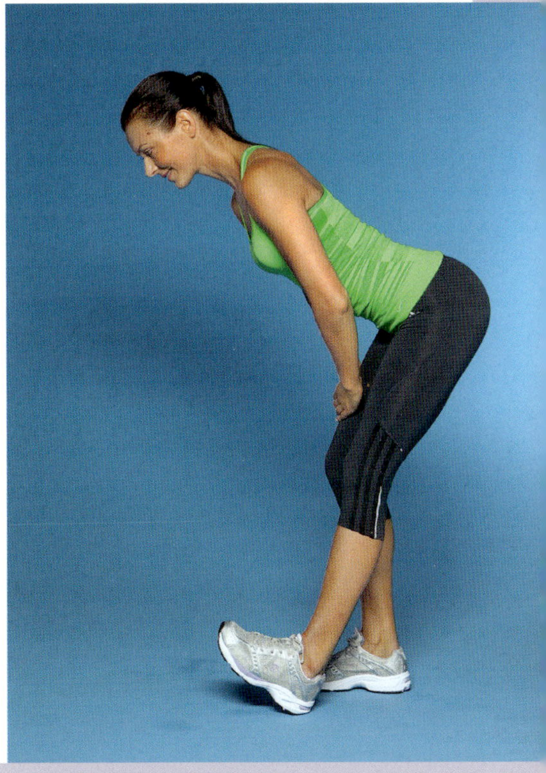

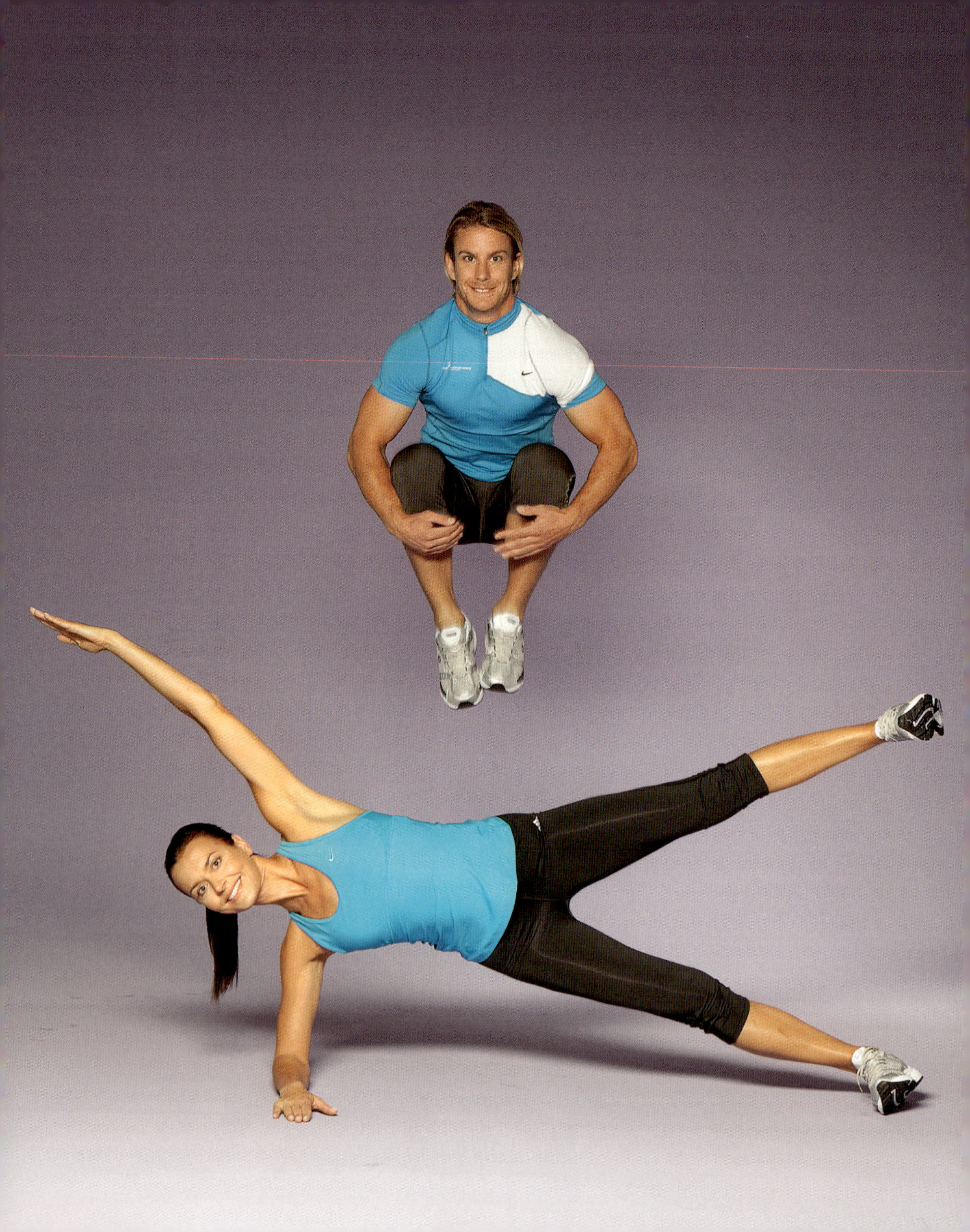

MAXXF – MIT LEICHTIGKEIT IN BESTFORM

Eine Methode – viele Effekte: Mit maxxF gewinnen Sie mehr Kraft und Gesundheit, einen schön geformten, wohldefinierten Körper und damit mehr Attraktivität und Selbstbewusstsein. Sogar körperliche Beschwerden können gelindert werden. Gute Laune gibt's gratis dazu. Und das alles ohne den Einsatz irgendwelcher Trainingsgeräte. maxxF – das ist die effektivste Krafttrainingsmethode, die es gibt. Dabei reicht »zweimal wöchentlich« schon aus!

MAXXF – DAS EFFEKTIVSTE KRAFTTRAINING ÜBERHAUPT

maxxF ist der Markenname für spezielle Kräftigungs- und Dehnübungen, die wissenschaftlich ermittelt wurden. Sie kommen ganz ohne Geräte aus und sind das wirksamste Muskeltraining überhaupt. Schon kurze Trainingsprogramme zeigen optimalen Erfolg.

Die maxxF-Methode ist das Ergebnis von 15 Jahren angewandter Krafttrainingsforschung. Im Rahmen des Forschungsprojekts »Optimierung des Krafttrainings« an der Universität Bayreuth wurden die besten Übungen ohne Geräte zusammengestellt. Dabei konzentrierte man sich nicht schwerpunktmäßig auf den Leistungssport, sondern insbesondere auf den Bereich Fitness und Gesundheit. Fitnesstrainierende sind, im Gegensatz zu Leistungssportlern, eine sehr gemischte Gruppe, die vorrangig Ziele wie Attraktivität, Figurformung, die Reduzierung von Beschwerden und eine verbesserte Lebensqualität anstrebt. Deshalb müssen die Übungen und Trainingsmethoden für sie variabel sein und sich den sehr unterschiedlichen Voraussetzungen und der individuellen Leistungsfähigkeit anpassen lassen. Genau das wurde mit maxxF erreicht: optimaler Erfolg bei größter Flexibilität – jeder kann von diesem Training profitieren.

ONLY THE BEST – DIE MAXXF-KRAFTÜBUNGEN

Ein Schwerpunkt der Krafttrainingsforschung war das Ermitteln der effektivsten Übungen für alle Körperbereiche. Die besten für jeden Muskel wurden mit Hilfe elektromyographischer Messungen verglichen, das heißt, man maß die elektrische Aktivität des arbeitenden Muskels bei jeder Übung. Trainingsstudien konnten dann belegen, dass die in den Übungsranglisten höher platzierten Übungen wirklich weitaus effektiver waren als die tiefer platzierten. Die jeweils beste Übung ohne Geräte für eine Muskelgruppe wurde schließlich für maxxF ausgewählt – only the best.

Einige Übungen wurden völlig neu entwickelt, um eine bislang nicht gekannte Wirksamkeit zu erreichen. Das trifft zum Beispiel für das Lat-Rudern in Rückenlage zu (ab Seite 38),

für den Bizeps-Curl gegen den Beinwiderstand (ab Seite 44) sowie das Armseitheben gegen den Beinwiderstand (ab Seite 48). Gerade diese drei neu entwickelten Übungen haben sich als intensiver und effektiver für die betreffende Muskelgruppe erwiesen als alle anderen bekannten Übungen, sogar die mit Geräten und Maschinen.
Außerdem wurde das Training um Dehnübungen erweitert, die – so eine neue Erkenntnis – ebenfalls einen Kraftzuwachs bringen (siehe ab Seite 18).

DIE MAXXF-EFFEKTE

Leben bedeutet ständige Anpassung an die Umwelt und den Lebensstil. Die Sprichwörter »Use it or loose it« oder »Wer rastet, der rostet« werden durch immer neue Forschungsergebnisse aus zahlreichen wissenschaftlichen Disziplinen auf eindrucksvolle Weise bestätigt. Alle unsere körperlichen, geistigen, emotionalen und sozialen Fähigkeiten müssen regelmäßig und lebenslang

WAS HEISST MAXXF?

Der Begriff maxxF symbolisiert die maximale Ausprägung der fünf »F«: Fitness, Effektivität, Force (Kraft), Flexibilität, Freude.
Maximale Fitness: Durch die Kopplung des Krafttrainings mit einem intensiven Dehntraining werden sowohl Kraft als auch Beweglichkeit optimal entwickelt.
Maximale Effektivität und maximale Force (Kraft): Unsere Untersuchungen haben gezeigt, dass bereits sehr kurze Trainingsprogramme, zum Beispiel nur drei Übungen und 3 Minuten Trainingsdauer, sehr effektiv sind. Sogar mit einem sehr geringen Trainingsaufwand kann so eine große Kraftsteigerung erzielt werden.
Maximale Flexibilität: maxxF ist sehr variabel. Alle Übungen können von Frauen und Männern jeden Alters, von Anfängern, Fortgeschrittenen und Athleten, mit individueller Dosierung der Intensität, an jedem Ort, ohne jedes Gerät, ohne spezielle Ausrüstung, mit sehr kurzen, 5 bis 30 Minuten dauernden Programmen, allein, zu zweit, in kleinen oder sehr großen Gruppen problemlos durchgeführt werden.
Maximale Freude: maxxF hat auch einen positiven Einfluss auf die Psyche. Erfolg motiviert, und schnelle, deutliche Erfolge machen noch mehr Freude. Nach dem Training fühlt man sich einfach besser. Regelmäßiges Training erhöht Ihr Selbstbewusstsein, denn Sie beweisen sich selbst, dass Sie schaffen, was Sie sich vorgenommen haben, dass Sie die Kontrolle über Ihr Leben haben und nicht Spielball äußerer Kräfte sind.

genutzt werden (»use it«). Nur dann können Sie beschwerdefrei, leistungsfähig, attraktiv und gut drauf sein – und auch bleiben. Wenn Sie Ihre Fähigkeiten nicht angemessen und dauerhaft nutzen, passt sich Ihr System auch daran an: Sie bauen ab (»loose it«). Verminderte körperliche und geistige Leistungsfähigkeit, schwindende Attraktivität, geringeres Selbstwertgefühl und Selbstvertrauen, aber auch Übergewicht, Diabetes mellitus, Bluthochdruck, Arterienverkalkung, Depressionen, Ängste, Stress und eine schleichende Abnahme der Lebensqualität können die unangenehmen Folgen sein.
Ganz gleich, wie es momentan um Ihre Fitness bestellt ist: Bauen Sie Ihre Fähigkeiten weiter aus. Lassen Sie der beschriebenen Abwärtsspirale keine Chance, jetzt nicht und auch nicht in zehn Jahren. Nutzen Sie maxxF, einen wahren Alleskönner, der so einen negativen Kreislauf stoppen und umkehren kann – für ein Leben im Maximum. Schauen wir uns die vielen positiven Effekte dieses Trainings genauer an.

Attraktivität und Körperformung

Die Muskulatur ist eines der größten Organe unseres Körpers überhaupt – und leider ist sie zusammen mit dem Herz-Kreislauf-System das am häufigsten vernachlässigte. Ohne eine gut ausgebildete Muskulatur ist der Körper konturlos, schlaff und wenig attraktiv. Nur Muskeln können Ihre Figur nach Wunsch formen. Ein regelmäßiges Muskeltraining ist deshalb die wirkungsvollste natürliche »Schönheitsoperation«, ohne Nebenwirkungen, ohne Narben und ohne Risiken.
Durch Krafttraining wird Körperfett abgebaut und zusätzlich die Haut gestrafft, weil sie zur stärkeren Produktion von stabilisierendem Bindegewebe angeregt wird. Gerade das höchst effektive maxxF-Training bringt Sie also in Bestform.

Frauen und Muskeln

Viele Frauen haben eine zwiespältige Beziehung zu Muskeln. Vor allem fürchten sie, maskulin zu wirken, wenn sie zu viel Muskulatur ausbilden. Doch diese Sorge ist unbegründet. Die überwiegende Zahl der Frauen kann auch bei regelmäßigem Krafttraining nur einen mäßigen Muskelzuwachs erreichen, weil Frauen viel weniger Testosteron haben als Männer. Und Testosteron sorgt nun mal – unter anderem – für den Muskelaufbau. Frauen müssen sich vor zu wenig Muskulatur fürchten und nicht vor zu viel. Denn zu wenig macht schlapp und schlaff.
Häufig meinen Frauen auch, dass sie ihre Traumfigur ohnehin nicht erreichen können, und erst recht nicht durch Muskeltraining. Doch die biologische Anpassung an den Trainingsreiz funktioniert bei jedem Menschen – allerdings beim einen schneller, beim anderen etwas langsamer. Nur Krafttraining kann

Ihre Muskeln so aktivieren, dass Ihr Körper sichtbar gut geformt und Ihre Haltung verbessert wird und dass Sie attraktiver, stolzer und selbstbewusster werden. Muskeln sind die besten Schlankmacher, und Krafttraining ist und bleibt der effektivste Weg zur Wunschfigur.

Wunschgewicht durch Muskeltraining

Die Muskulatur ist im Gegensatz zum Fett eine sehr stoffwechselaktive Substanz, die 24 Stunden lang ununterbrochen Kalorien verbrennt. Daher gilt: Je mehr Muskulatur Sie haben, desto größer ist Ihr Grundumsatz, desto leichter können Sie abnehmen und Ihr Idealgewicht behalten.

Erfolgreiches Abnehmen durch Bewegung allein ist allerdings schwierig. Erst eine zusätzliche Ernährungsumstellung bringt dauerhaften Erfolg. Nur wenn Sie weniger Kalorien zu sich nehmen, als Sie verbrauchen, können Sie abnehmen.

Das Erfolgsrezept für die gewünschte Körperformung und erfolgreiches Abnehmen lautet deshalb: Eine dauerhafte (am besten lebenslange) quantitative (weniger essen) und qualitative (gesünder essen) Ernährungsumstellung, begleitet von regelmäßigem, intensivem Muskeltraining, möglichst ergänzt durch ein Ausdauertraining. Die Ernährung sollte dabei kalorienreduziert, kohlenhydratreduziert und eiweißbetont sein.

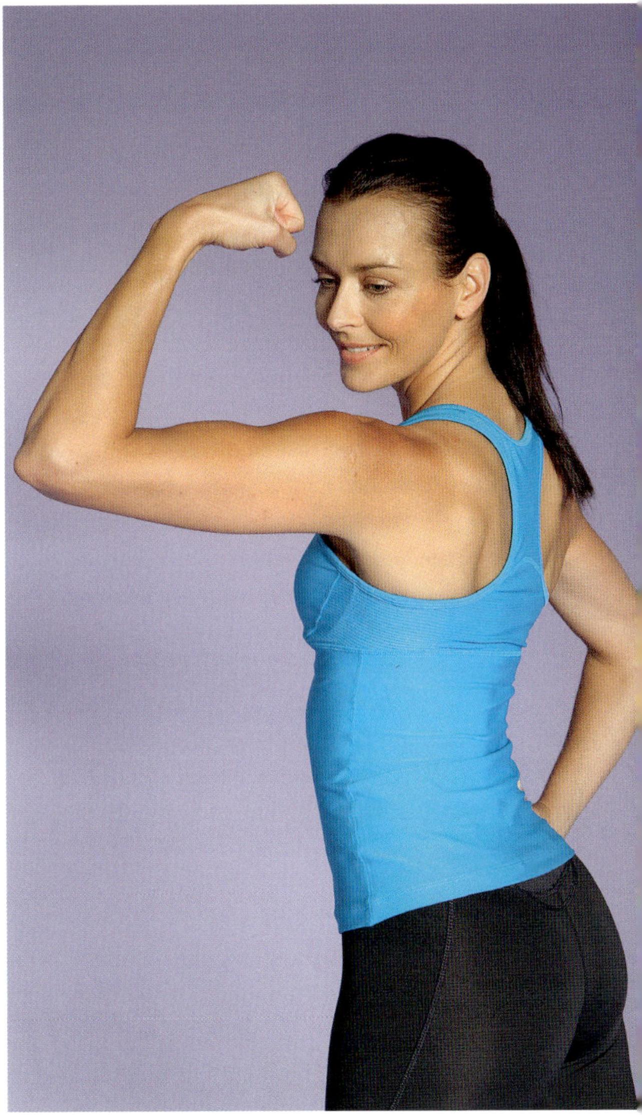

Muskeln und weibliche Schönheit passen sehr gut zusammen.

Auch für Untergewichtige ist Muskeltraining übrigens der beste Weg zum gesunden Gewicht, hier aber in Verbindung mit einer überkalorischen Ernährung.

Beschwerdeprävention und Rehabilitation

Die Muskeln sind der Motor, der unsere Gelenke bewegt, und gleichzeitig die Rüstung, die sie schützt. Dabei sind die präventiven und rehabilitativen Möglichkeiten eines regelmäßigen Muskeltrainings äußerst vielfältig. Sie reichen von der Vorbeugung und Behandlung von Rückenbeschwerden, Haltungsschwächen, Osteoporose und arthrotischen Veränderungen bis zur Vermeidung oder Linderung des metabolischen Syndroms mit Übergewicht, Fettstoffwechselstörungen, Bluthochdruck, Insulinresistenz und Diabetes mellitus. Intensive Bewegung bekämpft auch das Hyperaktivitätssyndrom ADHS, Depressionen, Ängste, Stress, Burnout und Altersdemenz wie beispielsweise die Alzheimererkrankung.

Mehr Kraft im Alltag

Das maxxF-Training berücksichtigt alle Muskelgruppen – Ihr gesamter Körper entwickelt damit eine optimale Allround-Kraft. Zudem erhält und verbessert dieses Training die Leistungsfähigkeit und Belastbarkeit der Sehnen, Bänder, Knorpel, Knochen und Gelenke. Da Sie bei regelmäßigem Üben mehr Kraft haben, fallen Ihnen Alltagsbelastungen wie Treppensteigen, Heben und Tragen leichter. Altersbedingte Kraftverluste verringern sich deutlich, und somit sinkt auch das Risiko zu stürzen. Das Training trägt nicht zuletzt dazu bei, die Selbstständigkeit im Alter zu erhalten, und beschleunigt nach krankheits-, beschwerde- und verletzungsbedingten Ruhepausen den raschen Wiederaufbau der Leistungsfähigkeit. Es lohnt sich also für Alltag und Sport gleichermaßen, regelmäßig maxxF zu trainieren.

Verbesserte Gehirnfunktion

Muskeln bewirken viel mehr, als nur unseren Bewegungsapparat in Schwung zu halten. Neurowissenschaftler haben herausgefunden, dass das Gehirn ebenso wie ein Muskel auf Bewegung reagiert. Bei lang anhaltender Untätigkeit schrumpfen beide und verlieren drastisch an Leistungsvermögen. Durch körperliches Training hingegen wachsen sie und werden leistungsfähiger.
Die Gehirndurchblutung und damit der Gehirnstoffwechsel werden durch Bewegung deutlich verbessert. Es werden unter anderem vermehrt Neurotransmitter gebildet, die viele Gehirnfunktionen stärken: Sie regen die Bildung neuer Nervenzellen und -verbindungen an und verbessern so die Plastizität und Leistungsfähigkeit des Gehirns. Diese Effekte des Trainings sind möglicherweise viel bedeutender als die offensichtlicheren Vorteile für den

übrigen Körper, da sie den gesamten Organismus positiv beeinflussen.
Bewegung fördert das Lernvermögen, die Konzentration und die Aufmerksamkeit: Je höher der Fitnesslevel, desto besser sind die schulischen Leistungen von Kindern. Dieser Zusammenhang, der in mehreren Untersuchungen festgestellt wurde, lässt sich auch auf Erwachsene übertragen.

(Gehirn-)Fit ins Alter

Körperliches Training mindert wirkungsvoll zahlreiche Folgen des Alterns, wie bereits angesprochen wurde. Auch dies gilt für den Körper ebenso wie für das Gehirn – eine Tatsache, die die Wissenschaft erst vor relativ kurzer Zeit herausgefunden hat. Bewegung ist das beste Mittel, um altersbedingten Gehirnveränderungen vorzubeugen und sie aufzuhalten. Körperliche Aktivität dürfte in Zukunft in der Vorsorge und Therapie von Altersdemenz eine wichtige, wenn nicht die wichtigste Maßnahme werden.

Bewegung hält uns nicht nur körperlich, sondern auch geistig fit und verbessert unsere Stimmung und unser Wohlbefinden.

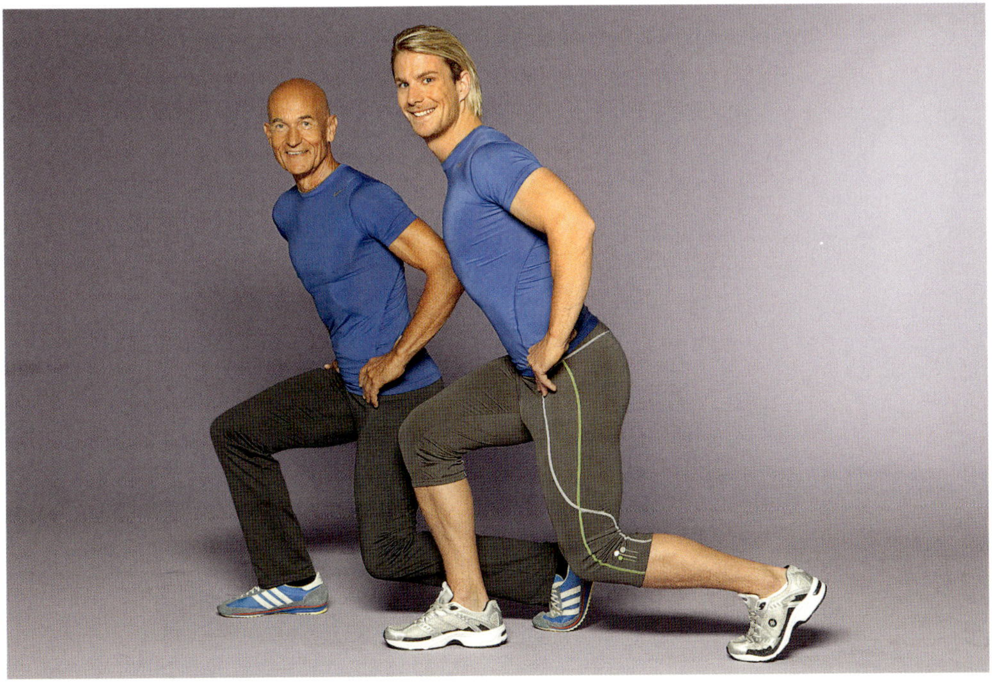

DIE MAXXF-TRAININGSMETHODE

Neben der Auswahl der besten Übungen bewirken einige Besonderheiten des Trainierens die überragenden Erfolge der maxxF-Methode. Im Folgenden erfahren Sie, worauf es beim Training ankommt, wenn Sie optimale Ergebnisse erzielen wollen.

Nur 14 spezielle maxxF-Kräftigungsübungen, kombiniert mit entsprechenden Dehnübungen, trainieren alle wichtigen Muskelgruppen des Körpers – ganz ohne Geräte. Nur der eigene Körper und die eigene Muskelkraft dienen als Widerstand.

DIE INTENSITÄT

Die Trainingsintensität hat für die Effektivität entscheidende Bedeutung. maxxF nutzt nahezu alle Wege, die Intensität und Effektivität zu optimieren. Es lohnt sich, sich mit diesen vielfältigen Möglichkeiten vertraut zu machen und sie im Training umzusetzen.

Körpergröße und Gewicht

Je größer und schwerer Sie sind, desto höher wird der zu bewältigende Widerstand bei vielen maxxF-Übungen. Große und schwere Personen müssen deshalb häufig zunächst mit den leichten oder mittleren Übungsvarianten beginnen, auch wenn sie eigentlich bereits gut trainiert sind.

Übungsvarianten

Jede Übung wird in mehreren Intensitätsvarianten angeboten: sehr leichten, leichten, mittleren, schweren und manchmal auch sehr schweren. Sie können dadurch die Trainingsintensität selbst bestimmen. Sie wählen, ob Sie sanft oder bis zur muskulären Ausbelastung trainieren wollen.
Um optimale Effekte zu erreichen, sollten Sie jedoch immer die Variante wählen, die Sie (gerade noch) korrekt ausführen können. Wenn der Muskel während eines Satzes ermüdet und Ihnen die ausgeführte Übungsvariante schwerfällt, verringern Sie den Widerstand, indem Sie zur nächstleichteren Übungsvariante übergehen. Dieses selbstständige »Herunterschalten« des Widerstands können Sie innerhalb eines Satzes mehrmals wiederholen. Das Trainingsprinzip, mit dem Widerstand zu beginnen, den Sie noch korrekt bewältigen können, und im Verlauf der

Wiederholungen den Widerstand zu reduzieren, ist eines der zentralen Geheimnisse für die hohe Wirksamkeit des maxxF-Trainings.

KORREKTE ÜBUNGSAUSFÜHRUNG

Die Wirksamkeit der Übungen wird entscheidend von der korrekten Ausführung bestimmt. Achten Sie deshalb am Anfang intensiv auf das Erlernen der richtigen Haltungen und Bewegungsabläufe.

BESONDERHEITEN DER ÜBUNGSAUSFÜHRUNG

Die Art der Übungsausführung bietet hervorragende zusätzliche Optimierungschancen. Messungen haben gezeigt, dass die Nutzung der exzentrischen Mehrkraft, Endkontraktionen, Teilbewegungen und statische Übungselemente die Wirksamkeit des Trainings entscheidend verbessern.

Beim Bizeps-Curl bremst der Arm die Abwärtsbewegung des Beines – und setzt so die exzentrische Mehrkraft des Muskels ein.

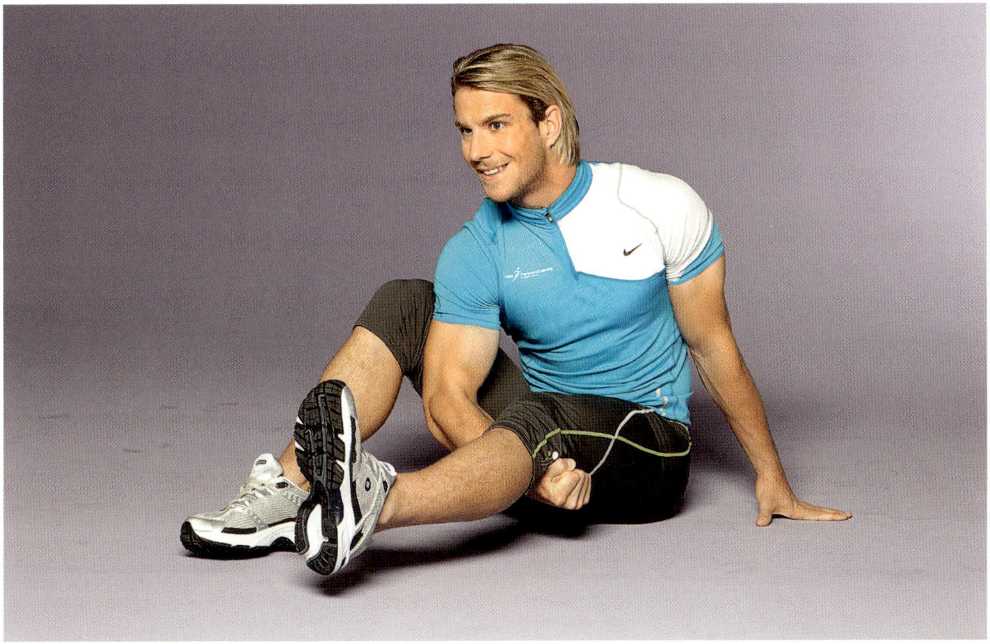

Exzentrische Mehrkraft

maxxF nutzt bei nachgebenden, negativen Bewegungen die exzentrische Mehrkraft, die bremsende Kraft, bei der sich der Muskel verlängert: Beim Bizeps-Curl (ab Seite 44) gegen den Beinwiderstand bremst beispielsweise der Armmuskel die Bewegung des Beines. Er kann dabei durchschnittlich etwa 30 Prozent mehr Kraft entwickeln als bei überwindenden, positiven Bewegungen mit konzentrischer Muskelkontraktion. Hier verkürzen sich die Muskeln, beispielsweise wenn eine Hantel nach oben gehoben wird. Die ebenfalls maxxF-typische haltende, statische Maximalkraft mit isometrischer, also gleichbleibender Muskellänge liegt zwischen den Werten für die exzentrische und die konzentrische Kraft. Und keine Sorge: Was hier anfangs vielleicht sehr theoretisch klingt, wird beim Üben schnell klarer.

Teilbewegungen

Eine komplette Bewegungsamplitude beinhaltet Bewegungsabschnitte mit geringer, mittlerer und hoher Muskelspannung. Das Training wird dann effektiver, wenn Sie die Abschnitte mit geringer Muskelspannung meiden und die Abschnitte mit hoher Spannung betonen. Solche verkürzten Bewegungsamplituden, sogenannte Teilbewegungen, werden zum Beispiel bei den Übungen Käfer (ab Seite 30) und Lat-Rudern (ab Seite 38) intensitätsfördernd eingesetzt.

Endkontraktionen

Bei vielen maxxF-Übungen können Sie durch Endkontraktionen die besten Trainingsfortschritte erzielen – die maximal mögliche Spannung wird durch weitere, kleine Impulse verstärkt. Elektromyographische Messungen haben ergeben, dass die höchsten Muskelspannungen bei maximaler Verkürzung des Muskels auftreten, also in der Endkontraktion. Auch Trainingsuntersuchungen haben bewiesen, dass die Betonung von Endkontraktionen den größten Kraftzuwachs erbringt.
Mehrere maxxF-Übungen lassen nur Endkontraktionen zu, weil die Ausgangsposition bereits so gewählt ist, dass nur noch minimale Bewegungen möglich sind, beispielsweise beim Beinrückheben (ab Seite 32) oder bei den Reverse Flys (ab Seite 34).

Enddehnungen

Beim Dehnen (ab Seite 18) entsprechen Enddehnungen den Endkontraktionen. In der Endposition der Muskeldehnung verstärken zusätzliche Dehnimpulse die Spannung. Dieses Intensivdehnen führt zu deutlichen Kraftgewinnen, zusätzlich zu der optimalen Verbesserung der Beweglichkeit.

Statische Übungsausführung

Bei statischen Übungen, bei denen (fast) keine Bewegung stattfindet, werden maximale isometrische Kontraktionen, häufig unter-

DIE ATMUNG NUTZEN

Sowohl beim Kraft- als auch beim Dehntraining spielt die (Aus-)Atmung eine große Rolle. Während der Überwindung des Widerstands, zum Beispiel beim Strecken der Arme im Liegestütz, wird immer ausgeatmet. Beim Nachgeben, also beim Beugen der Arme im Liegestütz, wird eingeatmet. Auch beim Dehnen wird während der intensiven Dehnphase die Ausatmung betont. Das fördert die Entspannung des Muskels und unterstützt die Dehnung.

stützt durch Endkontraktionen, ausgeführt, was die Intensität deutlich verstärkt. Beim Seitlichen Unterarmstütz (ab Seite 40), den intensiven Varianten des Beinrückhebens (ab Seite 32), dem Beckenlift (ab Seite 52) und einigen anderen Übungen wird diese sehr effektive Methode angewandt.

DIE ÜBUNGSFOLGE

Auch die Reihenfolge der Übungen beeinflusst die Wirkung. Alle im Buch vorgestellten Programme beachten die folgenden Grundsätze, die sich als besonders wirksam herausgestellt haben.

Supersatz

Beim Supersatz-Training folgt auf einen Trainingssatz für einen Muskel (Agonist) ein Trainingssatz für seinen Gegenspieler (Antagonist). Zum Beispiel folgt im maxxF-Programm auf eine Bizeps- eine Trizepsübung. Das Supersatz-Prinzip ermöglicht eine aktive Erholung des zuvor belasteten Muskels – er wird jetzt nämlich gedehnt – und führt zu einer intensiven Durchblutung des gesamten Körperteils, was die Effektivität des Trainings unterstützt.

Doppelt wirksam

Wird der Muskel (Agonist) gekräftigt, wird also automatisch der Gegenspieler (Antagonist) gedehnt. maxxF-Krafttraining ist daher gleichzeitig auch Dehntraining. Das Stretching ist gewissermaßen ein Nebenprodukt des Krafttrainings.
Die Dehnung der Gegenspieler ist jedoch nur so lange wirksam, wie sich der Agonist in der Endkontraktionsposition einer Kraftübung befindet. Ein Krafttraining mit Endkontraktionen hat deshalb doppelte Wirkung: Es ist ein sehr intensives Krafttraining und gleichzeitig ein leichtes Dehntraining. Die Intensität der Dehnung hängt dabei von der Kraft des Agonisten ab. Letztlich merken Sie davon nicht viel: Die Dehnspannung wird kaum wahrgenommen, weil die Kraftanstrengung viel intensiver empfunden wird und das leichte Dehngefühl überlagert.

DAUER UND HÄUFIGKEIT DES TRAININGS

Zur Effizienz des maxxF-Trainings gehört es entscheidend dazu, wie oft und wie intensiv geübt wird. Die folgenden Faktoren lassen Ihnen viel Spielraum, Ihr persönliches Trainingsprogramm zu gestalten.

Die Sätze

Ein einzelner, gesamter Bewegungsablauf einer Übung, zum Beispiel eine Einbeinkniebeuge, entspricht einer Wiederholung. Eine ununterbrochene Folge von Wiederholungen wird Satz genannt. Im Gegensatz zum herkömmlichen Krafttraining wird bei einem Trainingssatz im maxxF-Training nicht eine vorher festgelegte Anzahl an Wiederholungen durchgeführt, vielmehr bestimmt eine Zeitvorgabe die Dauer des Satzes. Anfänger können mit 30 Sekunden beginnen. Die normale Satzdauer beträgt 45 Sekunden. Fortgeschrittene trainieren 60 Sekunden pro Satz. Eine große Uhr mit gut sichtbarem Sekundenzeiger oder auch eine Armbanduhr mit Sekundenanzeige ist daher beim Training hilfreich. Während des Satzes gilt die Devise: Immer weiterüben, bis die gewählte Zeit abgelaufen ist. Die Intensität kann bei Bedarf jederzeit reduziert werden (Seite 12), vorzeitig aufzuhören ist jedoch tabu.

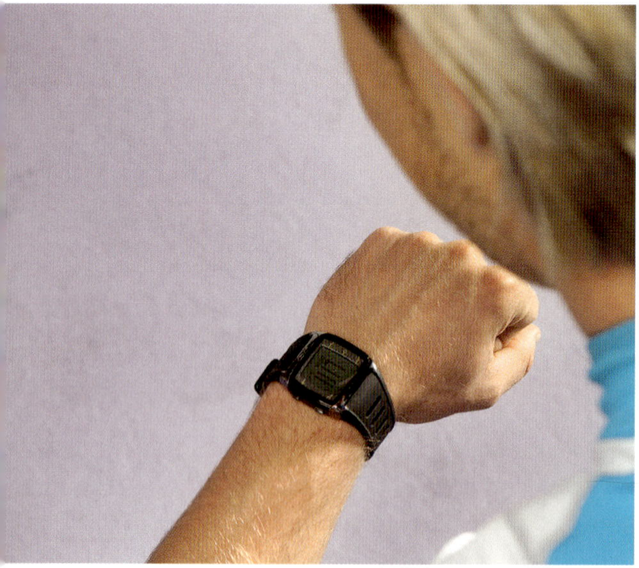

Beim maxxF-Training ist die Zeitdauer für jede Übung bestimmend.

Einsatz- oder Mehrsatztraining?

Wie viele Sätze pro Trainingseinheit von jeder Übung die besten Ergebnisse bringen, auch das wurde genau geprüft. Mehrere Untersuchungen der Forschungsgruppe an der Universität Bayreuth haben folgende Ergebnisse erbracht:

Ein Einsatztraining, also jede Übung einmal über die festgelegte Sekundenzahl, zweimal pro Woche, bringt für Krafttrainingseinsteiger über einen langen Zeitraum (der Untersuchungszeitraum betrug fünf Monate) einen optimalen Kraftzuwachs im Verhältnis zu dem geringen Zeitaufwand. Ein Dreisatztraining, das den dreifachen Aufwand benötigt, ergab nur geringfügig bessere Zuwächse der Kraftausdauer. Das Einsatztraining stellt also die günstigste Zeit-Nutzen-Relation dar. Ein Zweisatztraining führte bei Personen, die bereits ein bis drei Jahre lang regelmäßig ein maxxF-Einsatztraining absolviert hatten, zu weiteren deutlichen Kraftgewinnen. Diese überraschend großen Kraftsteigerungen waren nur geringfügig niedriger als die Kraftausdauereffekte, die Anfänger mit einem Einsatztraining erreichen. Wer also fortgeschritten ist, kann von einem Zweisatztraining profitieren.

Wie oft trainieren?

Alle Untersuchungen zeigen, dass die Regelmäßigkeit des Trainings der wichtigste Erfolgsgarant ist. Die anderen Faktoren wie Intensität sowie Anzahl und Dauer der Sätze haben eine geringere Bedeutung. Mehrwöchige Pausen lassen die Muskeln und die Leistungsfähigkeit rasch schmelzen. Bleiben Sie also dran! Überraschenderweise bewirkt sogar ein regelmäßiges maxxF-Einsatztraining nur einmal pro Woche eine deutliche Steigerung der Kraftausdauer von durchschnittlich etwa 45 Prozent in zehn Wochen. Ein zweimaliges Training pro Woche steigert die Kraft wesentlich mehr auf durchschnittlich 77 Prozent. Ein Einsatztraining dreimal pro Woche erhöht die Kraftzuwächse zusätzlich noch ein wenig auf etwa 90 Prozent.

Bei solchen Angaben muss man berücksichtigen, dass jeder Mensch etwas anders reagiert. Außerdem zeigen größere Muskelgruppen wie die Beinstreckmuskulatur immer die größten Kraftzuwächse, kleinere Muskeln wie der Bizeps hingegen deutlich geringere.
Das beste Aufwand-Nutzen-Verhältnis ergibt sich für Trainingsanfänger und Personen mit einem begrenzten Zeitbudget bei einem Training zweimal pro Woche. Wenn bisweilen nur eine Trainingseinheit pro Woche möglich ist, bedeutet dies keineswegs eine Leistungseinbuße, sondern nur einen verlangsamten Trainingsgewinn.

AUF EINEN BLICK

SO TRAINIEREN SIE RICHTIG

- Führen Sie die Übungen korrekt aus.
- Wählen Sie immer die momentan passende Intensität: Beginnen Sie mit der Ihnen jeweils möglichen schwersten Variante. Wenn Ihre Kräfte nachlassen, weichen Sie auf leichtere Varianten aus.
- Konzentrieren Sie sich auf die Endkontraktionen.
- Halten Sie jede Übung 30, 45 oder 60 Sekunden durch, Fortgeschrittene schließen einen zweiten Satz an.
- Trainieren Sie möglichst zweimal pro Woche.

DAS MAXXF-DEHNTRAINING

Auch Dehnen bringt einen Kraftzuwachs. Diese relativ junge und wissenschaftlich bewiesene Erkenntnis wird bei maxxF intensiv genutzt. Dehnübungen sind ein wesentlicher Bestandteil des Trainings: für mehr Beweglichkeit, mehr Muskelzuwachs und stärkere gesundheitliche Effekte. Die folgenden Seiten erklären die praktischen Details.

Ein Kraft- und ein zusätzliches Dehntraining behindern sich keineswegs. Vielmehr führt ein Krafttraining, kombiniert mit einem intensiven Dehntraining, zu einer Maximierung der Krafteffekte. Das maxxF-Training bietet deswegen für (fast) jeden Muskel neben der Kraftübung auch eine genau abgestimmte Dehnübung an. Aus anatomischen Gründen ist es nicht möglich, alle Muskeln so intensiv zu dehnen, dass ein nennenswerter Kraftzuwachs erreicht werden kann. Dies gilt für die Bauch- und die untere Rückenmuskulatur, die Muskulatur des oberen Rückens sowie Bizeps, Trizeps und den Deltamuskel an der Schulter, der den Arm anhebt. Für diese Muskelgruppen ist in erster Linie ein weniger intensives Dehnen sinnvoll.

Dagegen sind der Große Brustmuskel, der Breite Rückenmuskel, die Abduktoren (Gesäßaußenseite), die Adduktoren (Oberschenkelinnenseite), die Muskeln der Oberschenkelrückseite, die Hüftbeuger und die Waden auch für kraftfördernde Intensivdehnungen gut geeignet. In den Übungsanleitungen ab Seite 30 finden Sie hierzu alle nötigen praxisrelevanten Informationen.

EFFEKTE DES MAXXF-DEHNENS

Dehnen ist bei Kraftsportlern nicht immer beliebt. Dass es aber sehr nützlich ist, ist unbestritten – und längst auch wissenschaftlich nachgewiesen.

Warm-up, Cool-down

Vor dem Training sind Dehnübungen Teil des Aufwärmrituals der meisten Sportler. Bei den maxxF-Programmen verzichten wir darauf, die Muskeln beim Aufwärmen zu dehnen, weil jede maxxF-Kraftübung zugleich eine Dehnung des Gegenspielers beinhaltet. Sie können aber gern zusätzlich ein kurzes Dehnprogramm (siehe Seite 72) zum Aufwärmen nutzen. Die Methode der Wahl ist hierbei die wiederholte dynamische Dehnart (Seite 20). Nach dem Training stehen die Erholung der Muskulatur und die Entspannung im Vordergrund. Wenn Sie also mit einem Cool-down abschließen möchten, empfehlen sich die sanfte passiv statische Dauerdehnung oder die sanfte wiederholte dynamische Dehnmethode (Seite 20).

Zusätzliche Kräftigung

Ein planmäßiges, regelmäßiges, intensives Dehntraining bewirkt eine Verbesserung der Kraft des gedehnten Muskels. Diese überraschende Tatsache belegen inzwischen zahlreiche Untersuchungen. Da intensives Dehnen zu Trainingsbeginn auch Muskelkater hervorrufen kann, wird angenommen, dass die hohe Dehnspannung, die auf den Muskel einwirkt, ähnliche Anpassungen hervorruft wie eine hohe Kontraktionsspannung (wie beim Krafttraining). Wie Studien zeigen, verbessert sich die Kraft von Frauen durch intensives Dehnen stärker als die der Männer.

Verbesserte Beweglichkeit

Die Tatsache, dass Dehnen die Gelenkbeweglichkeit verbessert, ist unstrittig. Dabei entwickelt intensives Dehnen die Beweglichkeit stärker als sanftes Dehnen. Intensivdehnungen erhöhen zusätzlich die Kraft des Muskels. Daher nutzen wir bei maxxF vor allem intensive Dehnmethoden.

DIE MAXXF-DEHNMETHODEN

Für dieses spezielle Training wurden die im Sport und in der Physiotherapie bekannten und bewährten Dehnmethoden entsprechend der maxxF-Ziele ausgewählt. Dabei haben Sie es selbst in der Hand, wie intensiv und wie lange Sie dehnen. Sie können eine sehr leichte, eine leichte, eine mittel-intensive, submaximale oder maximal-schmerzhafte Dehnspannung wählen. Letztlich bleibt Ihre persönliche, subjektive Einschätzung das maßgebliche Kriterium.
Das trifft auch für die Dehndauer zu. In Untersuchungen hat sich eine optimale Dehndauer von 20 Sekunden ergeben, wenn sich die Trainierenden nach ihrem subjektiven Empfinden gerichtet haben. Diese Zeitangabe kann Ihnen ein Richtwert für Ihr eigenes Dehntraining sein.
Wesentlich ist in jedem Fall: Ein angespannter Muskel lässt sich schlecht dehnen. Ein wirkungsvolles Mittel zur Muskelentspannung ist die Atemkontrolle. Lenken Sie Ihre Aufmerksamkeit darauf, die Ausatmung zu verlängern. Dadurch unterstützen Sie die Entspannung des Muskels wirkungsvoll.
Im Folgenden finden Sie zwei Dehnmethoden vorgestellt. Je nach Trainingsziel können Sie Methode und Intensität des Dehnens individuell festlegen.

Die passiv statische Dauerdehnung

Bei dieser sehr einfachen Dehnmethode wird die Dehnspannung durch die Schwerkraft, die eigene Muskelkraft oder auch einen Partner erzeugt.
Die Dehnposition wird statisch gehalten, Sie betonen die Ausatmung und entspannen die gedehnte Muskulatur. Sobald das Spannungsgefühl nachlässt, verstärken Sie die Dehnung. Wenn Sie nach dem Training mit dieser Dehnmethode die Erholung eines Muskels unterstützen wollen, wählen Sie ein subjektives Spannungsempfinden der Stufen sehr leicht bis mittel-intensiv. Die Dehndauer pro Muskelgruppe bestimmen Sie ebenfalls nach dem subjektiven Empfinden, wobei Sie 20 Sekunden als Richtwert ansehen können.
Wenn Sie Ihre Beweglichkeit optimal verbessern und einen zusätzlichen Kraftgewinn erreichen wollen, wählen Sie ein Muskelspannungsempfinden der Stufen submaximal bis maximal-schmerzhaft. Durch zusätzliche Enddehnungsimpulse, vergleichbar den Endkontraktionen im Krafttraining, erzielen Sie eine sehr hohe Dehnspannung und setzen einen optimalen Kraftreiz. Die Dehndauer kann hier, wie bei der Muskelaufbaumethode im Krafttraining, etwa 20 Sekunden betragen.

AUF EINEN BLICK

SO DEHNEN SIE RICHTIG

- Leicht bis mittel-intensiv dehnen Sie für die reine Erholung eines zuvor trainierten Muskels.
- Für eine bessere Beweglichkeit oder zusätzlichen Kraftgewinn dehnen Sie submaximal bis maximal-schmerzhaft.
- Immer können Sie wählen, ob Sie passiv statisch oder wiederholt dynamisch dehnen wollen. Einzige Ausnahme: Wenn Sie im Warm-up dehnen möchten, dann nutzen Sie die wiederholte dynamische Methode.

Die wiederholte dynamische Dehnung

Diese Dehnmethode wurde zu Beginn der 1990er-Jahre als kontraproduktiv abgelehnt. Man vermutete, dass es eine effektive Dehnung verhindern würde, weil der Muskel dabei reflexartig gegensteuern, also kontrahieren würde. Inzwischen sind diese Bedenken wissenschaftlich und in der Dehnpraxis widerlegt und die wiederholte dynamische Dehnmethode ist allseits als wirkungsvoll anerkannt. Die Dehnung, wie beispielsweise bei der Übung Good Morning (Seite 53), wird durch wiederholtes, dynamisches Schieben verstärkt, wobei die maximale Bewegungsgrenze zunehmend erweitert wird.
Wenn Sie die Muskeln vor dem Training einfach nur erwärmen und vorbereiten wollen,

wählen Sie dabei ein subjektives Muskelspannungsempfinden der Stufen leicht bis mittelintensiv. Die Dehndauer pro Muskelgruppe kann 20 bis 30 Wiederholungen oder etwa 20 Sekunden umfassen.
Wenn Ihre Ziele hingegen die optimale Verbesserung der Beweglichkeit und ein zusätzlicher Kraftgewinn sind, wählen Sie auch hier ein Muskelspannungsempfinden der Stufen submaximal bis maximal-schmerzhaft. Auch bei dieser Methode sind zusätzliche Enddehnungsimpulse sinnvoll. Die Dehndauer kann wieder etwa 20 Sekunden betragen.

BESONDERS GUT: DIE KOMBINATION

Das maxxF-Programm, das im Kapitel 2 des Buches (ab Seite 26) ausführlich vorgestellt wird, verbindet in optimaler Weise Kraft- und Dehnübungen. Sie können sich also einfach an die dort beschriebenen Anleitungen halten, um die bestmöglichen Effekte zu erzielen. Ab und an werden Sie bei einer Übung die Dehnübung vermissen. Das liegt daran, dass, wie bereits erwähnt, nicht jeder Muskel so intensiv gedehnt werden kann, dass sich ein sinnvoller Stärkungseffekt ergibt. Zudem sind einige unserer Muskeln, beispielsweise der Bizeps, sehr selten verkürzt. Sie benötigen daher keine Dehnung.

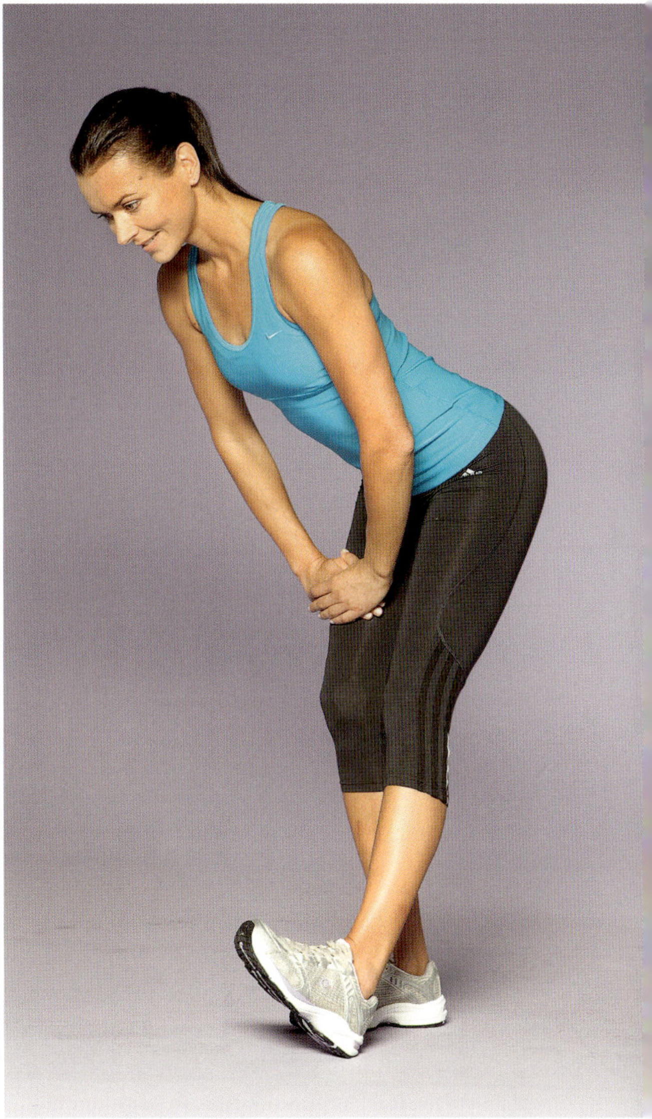

Die Dehnung der Oberschenkelrückseite kann passiv statisch oder dynamisch erfolgen.

IHR PERFEKTES MAXXF-TRAINING

Das maxxF-Krafttraining hat es in sich: Es ist fordernd und belohnt den Einsatz rasch mit seiner hohen Effizienz. Da es für alle Übungen verschiedene Intensitätsstufen anbietet, kann es jeder praktizieren. Beachten Sie die folgenden grundsätzlichen Hinweise – und schon kann es losgehen.

TIPPS ZUM TRAININGSSTART

Drei Hinweise sind entscheidend: Erlernen Sie zuerst die korrekte Übungsausführung. Testen Sie sich anfangs, damit Sie die Steigerungen Ihrer Leistungsfähigkeit und die Veränderungen in Ihrem Äußeren dokumentieren können. Und achten Sie beim Training stets auf Ihre Gesundheit.

Die korrekte Ausführung

Mit Hilfe der Übungsbeschreibungen und Fotos im Buch ist das Erlernen der korrekten Technik einfach. Probieren Sie zunächst die leichteste Variante jeder Übung. Die technische Ausführung ändert sich auch bei den intensiveren Varianten kaum. Je perfekter Sie eine Übung machen, desto größer ist Ihr Trainingserfolg.

Eingangstest

Nach etwa drei oder vier Gewöhnungs- und Lerneinheiten ist es sinnvoll, einen Eingangstest durchzuführen. Mit Hilfe einfacher Krafttests, Umfangsmessungen oder der Einschätzung Ihrer Körperform (ab Seite 74) ermitteln Sie Ihren derzeitigen Status quo. Halten Sie die Ergebnisse schriftlich fest. Bei den Folgetests nach vier Wochen – und später zum Beispiel alle zwölf Trainingseinheiten – werden Sie erstaunt sein, wie schnell und wie stark Sie sich verbessert haben. Und bekanntlich motiviert nichts so sehr wie spürbare, sichtbare, erlebbare Erfolge.

Ihre Gesundheit zählt

Regelmäßiges maxxF-Training hilft Ihnen, Beschwerden vorzubeugen und zu verringern. Der zu Beginn häufig auftretende Muskelkater geht rasch vorbei und kann als ein erster Schritt zur Leistungssteigerung angese-

hen werden. Orthopädisch bedingte Schmerzen beim Üben sind jedoch Warnsignale, die Sie nicht unbeachtet lassen dürfen. Reduzieren Sie in einem solchen Fall die Belastung, indem Sie eine leichtere Übungsvariante wählen. Falls Sie dadurch keine Abhilfe schaffen können, lassen Sie die betreffende Übung einfach weg.
Gehen Sie sensibel mit sich um, überlasten Sie sich nicht, geben Sie dem Körper die Gelegenheit, auf das Training zu reagieren: Die Leistung wird zunehmen, die Beschwerden werden weniger, wenn Sie die Anpassungsfähigkeit Ihres Körpers nicht durch zu hohe Belastungen überfordern. Positive Veränderungen brauchen Zeit. Haben Sie einen »langen Atem«. Das regelmäßige maxxF-Training wird Ihnen früh genug unerwartet positive Geschenke machen.
Apropos Atem: Betonen Sie bei allen Übungen die Ausatmung. Atmen Sie während der anstrengenden Phase der Bewegung aus. Wenn die Intensität nachlässt, atmen Sie wieder ein. Vermeiden Sie auf jeden Fall eine Pressatmung. Dabei wird nämlich der venöse Rückfluss des Blutes zum Herzen eingeschränkt und der Blutdruck kann stark ansteigen. Dieses gesundheitliche Risiko sollten Sie unbedingt vermeiden.

ÜBUNG MACHT DEN MEISTER

Weil es so akribisch genau zusammengestellt und in allen Details aufeinander abgestimmt wurde, ist maxxF so effektiv wie kaum eine andere Methode. Zugleich gelingen aber kaum jemandem alle Übungen auf Anhieb – selbst anderweitig gut Trainierte stoßen bisweilen an ihre Grenzen. Etwas Übung und Geduld sind also erforderlich, um auch in die mittleren oder hohen Intensitätsstufen vorzudringen. Seien Sie nicht zu streng mit sich. Es lohnt sich auf jeden Fall, dranzubleiben!

SO MACHEN SIE SCHNELL FORTSCHRITTE

maxxF ist eine ausgeklügelte Methode, die Ihnen in kürzester Zeit große Erfolge bescheren kann. Es lässt Ihnen zudem viel individuellen Spielraum bei der Trainingsgestaltung.

Intensität steuern

Beginnen Sie alle Übungen mit der geringsten Intensität, so wie Sie im Kapitel 2 ab Seite 30 jeweils zuerst dargestellt ist. So erlernen Sie die genaue Bewegung und Körperhaltung. Mit der Zeit können Sie dann die schwierigeren Varianten ausführen. Sobald Sie mit allen Übungen vertraut sind, sollten Sie stets mit der Schwierigkeitsstufe begin-

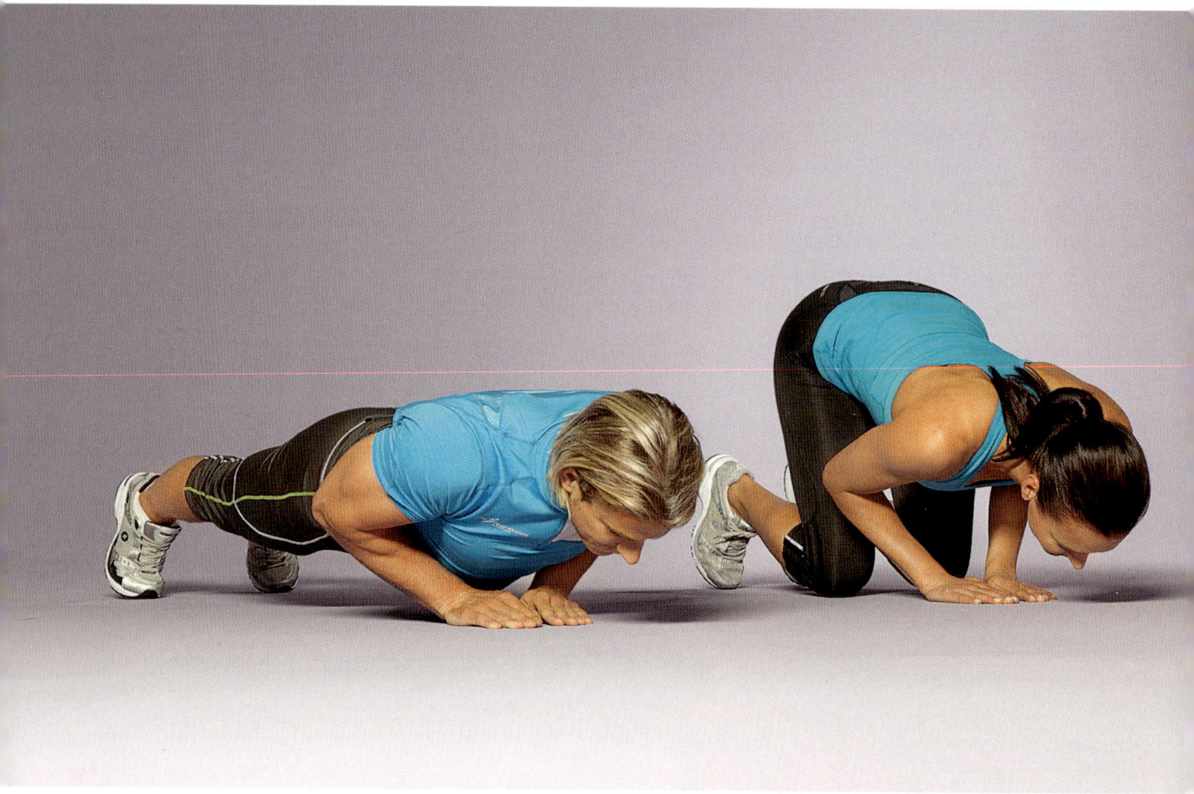

Die sehr kraftaufwändige Übung Liegestütz gelingt jedem zunächst in einer anderen Variante.

nen, die Sie gerade so korrekt ausgeführt schaffen. Lassen während der 30, 45 oder 60 Sekunden des Satzes Ihre Kräfte nach, wechseln Sie in die nächstleichtere Variante und vervollständigen den Satz.

Dieses Prinzip lässt sich am Beispiel der Übung Liegestütz gut verdeutlichen. Auf den Seiten 36 und 37 finden Sie die Varianten von sehr leicht bis sehr schwer. Wie immer im Buch ist die leichteste Form zuerst dargestellt, damit Sie sie genau einüben können. Im Training beginnen Sie dann mit der Variante, die Sie gerade noch schaffen können – vielleicht ist das der Knieliegestütz, mittelschwer. Wenn Ihre Kraft nicht mehr ausreicht, beugen Sie die Hüfte und rücken die Hände näher zum Körper. Schon geht es leichter, und Sie können den Satz zu Ende üben. Auf diese Weise setzen Sie immer das Maximum an Kraft ein.

Ziele setzen ... und erreichen

Im Bereich Gesundheit und Fitness können Ihre Ziele sehr vielfältig sein: Vorbeugung und Minderung von Beschwerden, Verbes-

serung der Attraktivität, Körpergewichtsreduktion, Fettabbau, Bodystyling, Muskelaufbau, verbesserte Leistungsfähigkeit im Alltag und Stärkung des Immunsystems – oder alle diese Ziele zusammen. Das ist keineswegs utopisch! Begeben Sie sich mit maxxF auf den Weg – und Sie werden erleben, wie Ihre Wünsche wahr werden. Mit einer Portion Durchhaltevermögen ist das absolut möglich.
Immer wenn Sie ein Trainingsziel erreichen wollen, sollten Sie systematisch vorgehen: Legen Sie zuerst Schritt für Schritt Ihre einzelnen Übungsziele, die Trainingsinhalte, Methoden und Tests fest. Schreiben Sie also im Detail auf, was Sie erreichen möchten. Notieren Sie sich dazu, wie Sie trainieren wollen: maxxF bietet Ihnen die effizientesten Übungen und vielfältige, für alle möglichen Bedürfnisse passende Programme (ab Seite 62). Legen Sie genau und schriftlich fest, wie oft Sie pro Woche wie viele Sätze in welcher Intensität üben wollen.
Nach Abschluss einer Trainingsperiode von beispielsweise drei Monaten überprüfen Sie, wo Sie stehen. Sie schauen sich Ihre Fortschritte an und legen neue – vielleicht realistischere, vielleicht noch optimistischere – Ziele und Trainingsintensitäten fest. Stück für Stück werden sich so Ihre Körperformen, Ihre Kraftausdauer, Ihre Gesundheit, Ihr Wohlbefinden und nicht zuletzt Ihre Ausstrahlung verbessern.

ÜBEN MIT BUCH

In den Kapiteln dieses Buches finden Sie alle Informationen, die Sie für ein erfolgreiches maxxF-Training benötigen. Ab Seite 28 werden alle Übungen und Dehnungen in den unterschiedlichen Varianten detailliert und bebildert dargestellt.
Ab Seite 62 sind Programme für die unterschiedlichsten Bedürfnisse und Zeitbudgets vorgestellt. Zudem finden Sie ab Seite 74 einfach zu nutzende Testvorschläge, mit denen Sie Ihren jeweiligen Status quo und Ihre Erfolge überprüfen können – zur persönlichen Motivation und gelegentlich (immer öfter) zum Feiern.

Viel Spaß beim Üben!

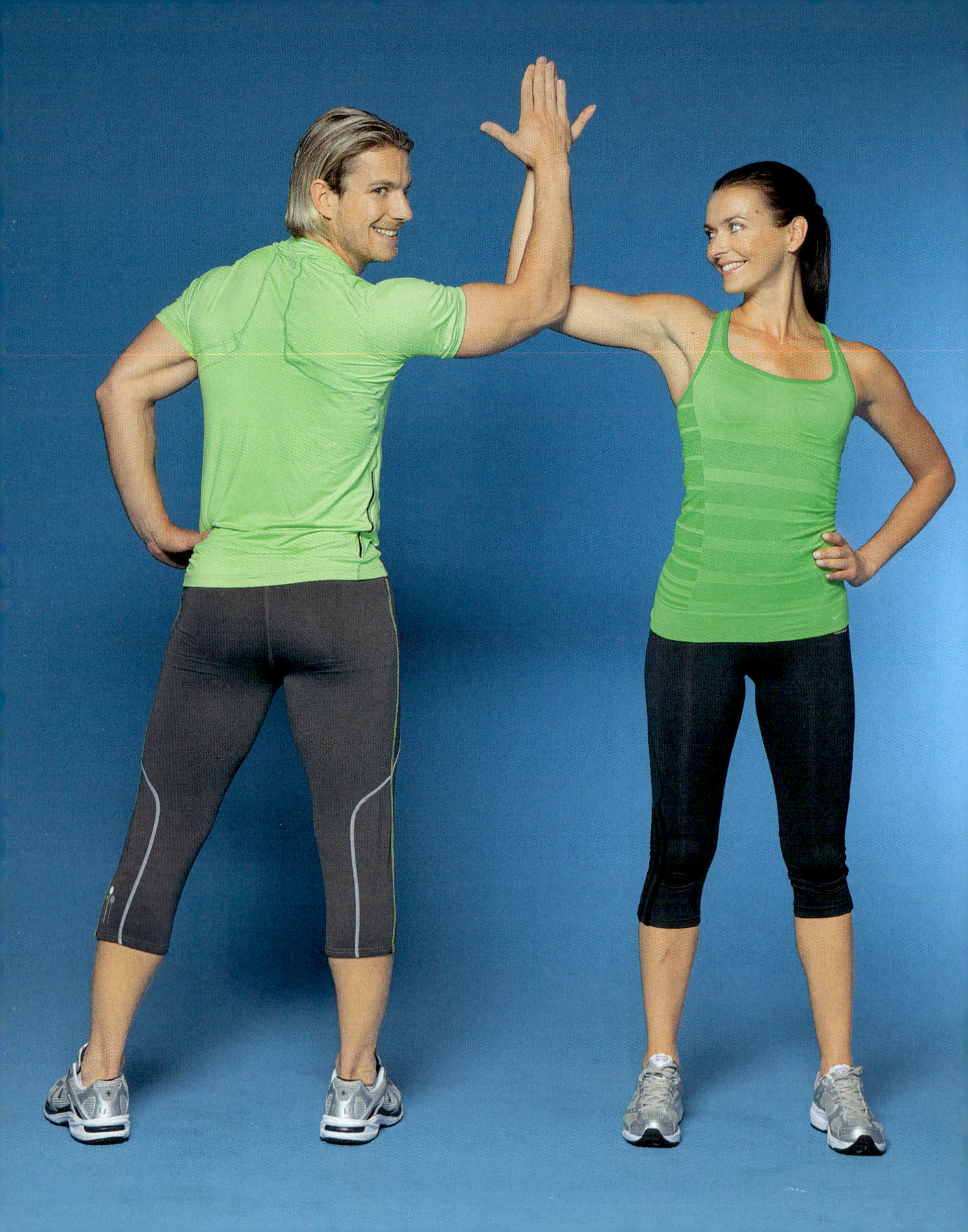

DIE MAXXF-KRAFT- UND DEHNÜBUNGEN

maxxF ist das beste Training für Kraft und Fitness. Das wurde an zahlreichen Testpersonen wissenschaftlich erprobt. In diesem Kapitel finden Sie alle Kraftübungen mit vielen Varianten detailliert beschrieben und bebildert, ergänzt durch die entsprechenden Dehnübungen. Also dann: Nichts wie auf die Matte!

DAS WARM-UP

Der beste Einstieg in das Training ist ein kurzes Aufwärmprogramm, das die Gelenke und Muskeln auf das Kommende vorbereitet. Bei maxxF reichen dafür drei Übungen aus, die Sie jeweils für eine halbe Minute ausführen sollten. Für das Entspannen am Ende der Trainingseinheit eignen sich die Dehnübungen, die Sie zu fast jeder Kraftübung ab Seite 30 finden.

Knieliegestütz

➤ Legen Sie im Vierfüßlerstand die Hände eng nebeneinander nah vor sich auf den Boden.

➤ Beugen Sie die Arme, bis die Nase den Boden ungefähr 20 Zentimeter vor den Fingerspitzen berührt. 1

➤ Strecken Sie die Arme vollständig, führen Sie die Oberarme eng am Körper. Atmen Sie dabei aus.

➤ Die Arme sind senkrecht über den Händen, nun wieder nach unten beugen.

1

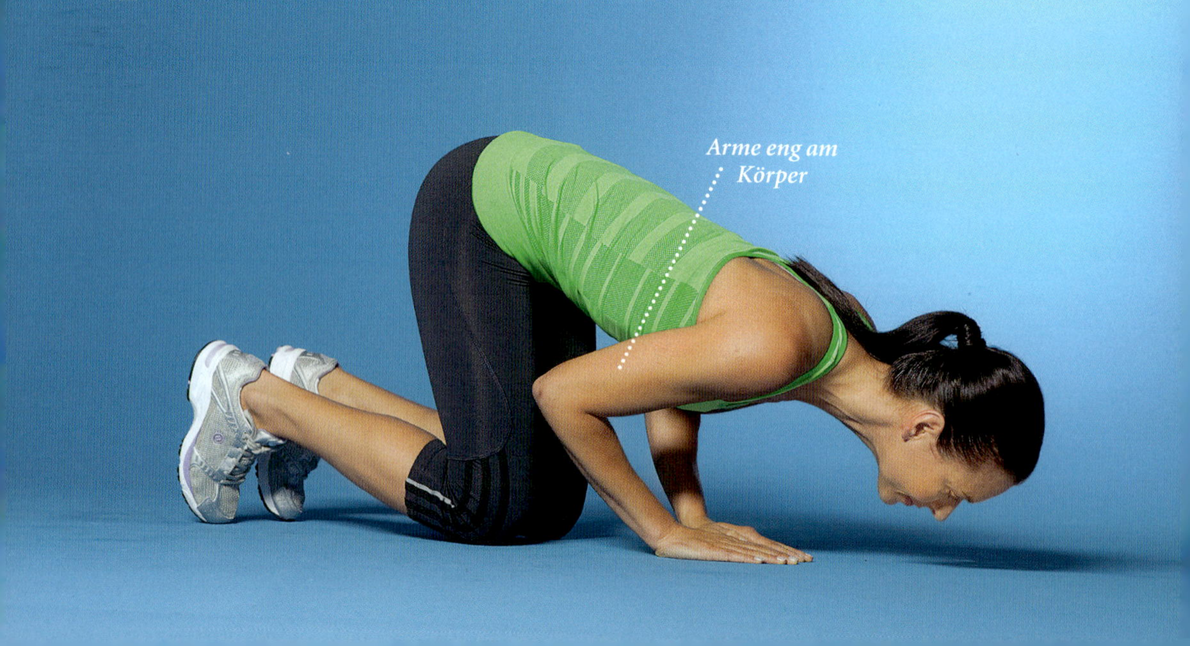

Lat-Rudern

➤ In Rückenlage legen Sie die etwa 90 Grad gebeugten Arme körpernah auf. Die Unterarme zeigen nach oben. Die Fersen der leicht gebeugten Beine sind aufgesetzt.

➤ Kippen Sie Ihr Becken und nehmen Sie eine Hohlkreuzhaltung ein, so dass nur noch Gesäß, Kopf, Ellbogen und Fersen den Boden berühren.

➤ Drücken Sie mit den Ellbogen so stark nach unten, dass sich Ihr Oberkörper vom Boden abhebt. Die Fersen bleiben unten. Atmen Sie beim Anheben des Körpers kraftvoll aus. 2

➤ Senken Sie den Oberkörper bis knapp über den Boden und drücken Sie ihn mit der nächsten Ausatmung wieder nach oben.

Kniebeuge

➤ Stellen Sie sich mit etwas mehr als schulterbreit geöffneten Füßen hin, Zehen leicht schräg nach außen. Verteilen Sie Ihr Körpergewicht gleichmäßig auf beide Beine.

➤ Beugen und strecken Sie beide Beine. Der Oberkörper geht dabei leicht nach vorn. 3

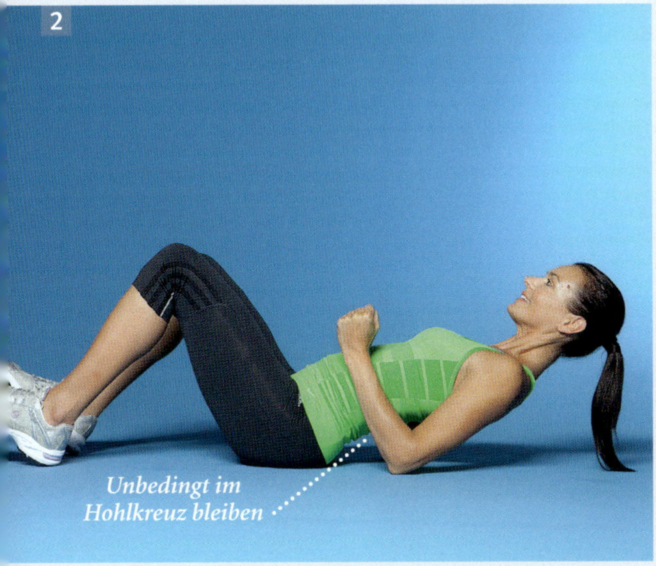

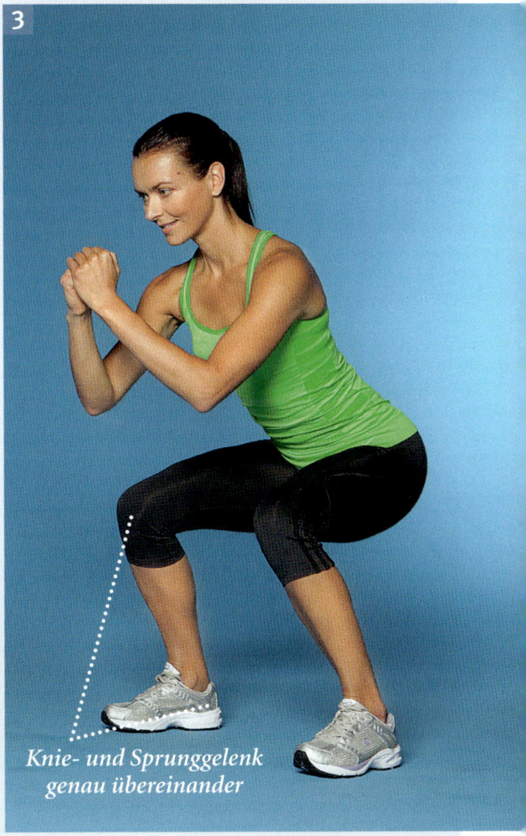

DIE ÜBUNGEN FÜR ALLE WICHTIGEN MUSKELGRUPPEN

Die folgenden Seiten zeigen Ihnen detailliert die 14 Kraftübungen des maxxF-Trainings. Alle wichtigen Muskeln Ihres Körpers werden dabei gefordert und geformt, Agonist und Antagonist werden jeweils nacheinander trainiert. Die Intensität können Sie selbst bestimmen, Sie finden dafür auf jeder Seite spezielle Hinweise und Übungsvarianten. Dehnübungen runden das Angebot für die jeweiligen Muskelgruppen ab.

Käfer, leicht

WIRKUNG
• Der Käfer bewirkt eine effektive Straffung des Bauches und kräftigt sowohl die gerade als auch die schräge Bauchmuskulatur

➤ In Rückenlage ziehen Sie das rechte Bein gebeugt zur Brust. Strecken Sie den rechten Arm lang nach hinten aus. Halten Sie das linke Bein flach schwebend über dem Boden.

➤ Heben Sie den Oberkörper an, bis die linke Hand die Innenseite der Fußsohle berührt. 1

➤ Blicken Sie über das gebeugte Knie schräg nach oben. Kinn nicht zur Brust. So vermeiden Sie Nackenbeschwerden.

➤ Führen Sie einen langsamen Arm- und Beinwechsel aus. Immer, wenn der Arm nach vorn geht, atmen Sie aus.

1
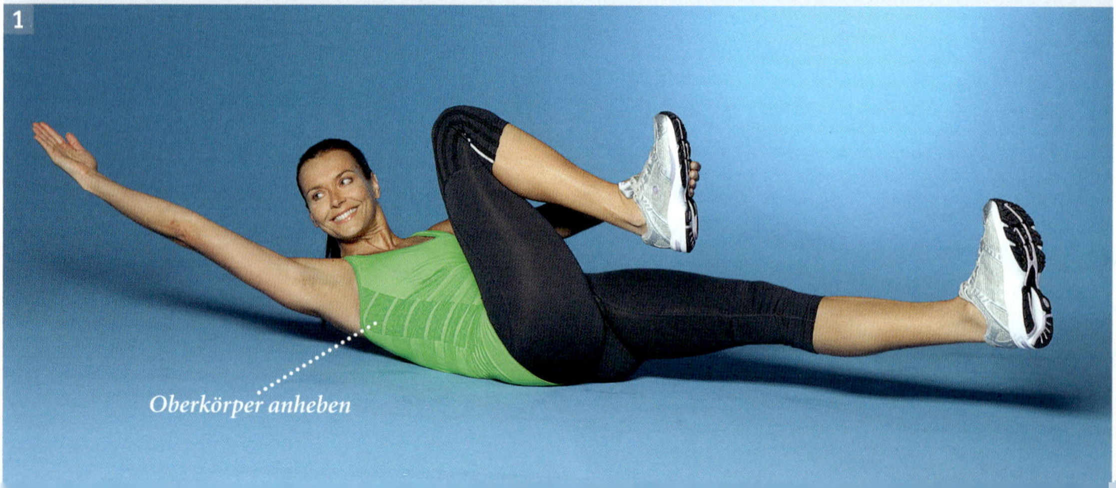

2

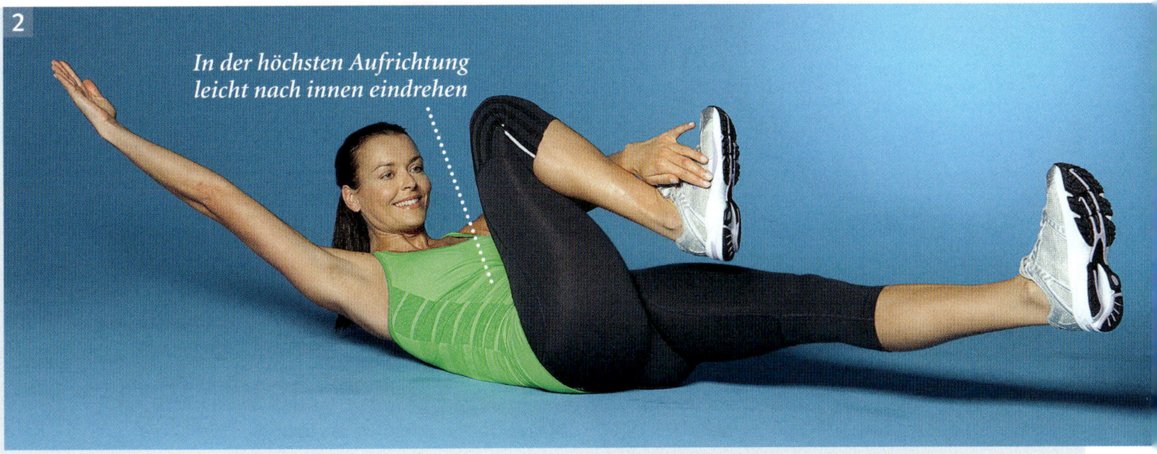

Käfer, schwer

➤ Greifen Sie mit der Hand nun an die Außenseite des Fußes. Dazu müssen Sie den Oberkörper noch höher aufbäumen und leicht drehen. 2

SIE BESTIMMEN DIE INTENSITÄT

Heben Sie den Oberkörper möglichst hoch an, so wird die Übung intensiver. Wenn Sie ermüden, heben Sie den Oberkörper weniger weit an, die Hand erreicht den Fuß dann möglicherweise nicht mehr.

Dehnung des Lendendarmbeinmuskels

➤ Machen Sie mit dem linken Bein einen großen Ausfallschritt. Beugen Sie den Oberkörper maximal nach vorn und stützen Sie Ihr Körpergewicht auf die Hände, die Sie beide innen neben dem linken Bein aufsetzen.

➤ Drücken Sie die Hüfte des gestreckten rechten Beines nach unten und spüren Sie die Dehnung im rechten Hüftbereich. 3

➤ Dehnen Sie dann auch die andere Körperseite.

3

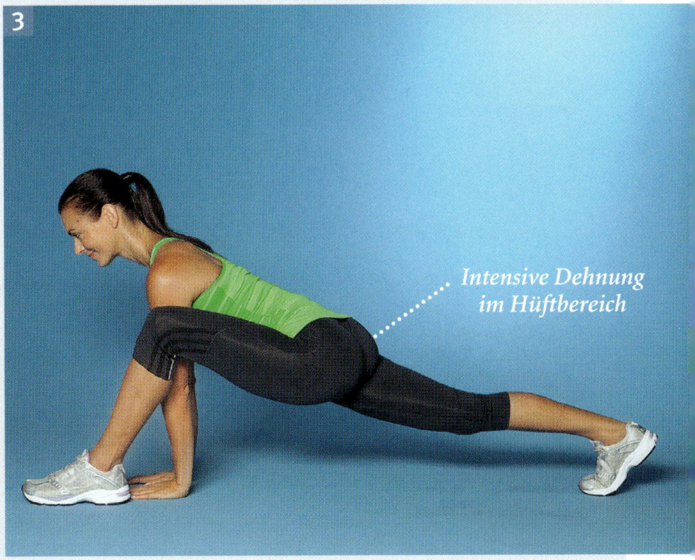

1

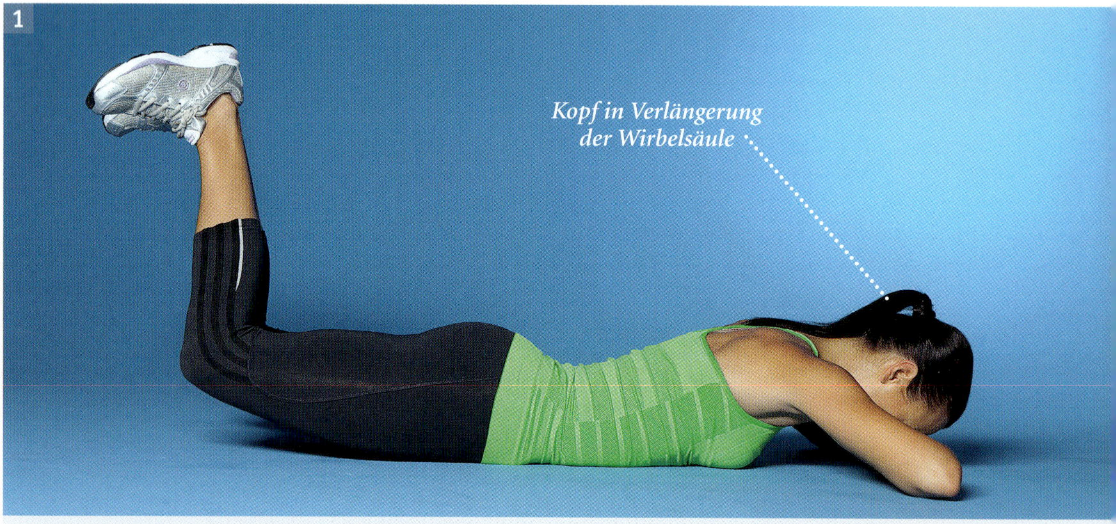

Beinrückheben, leicht

WIRKUNG
• Nach dem Bauch- das Rückentraining – die effektivste Komplexübung zur Kräftigung und Formung des unteren Rückens und der Gesäßmuskulatur • Wirksam gegen Rückenbeschwerden

➤ Beugen Sie in Bauchlage die Beine etwa 90 Grad.

➤ Heben Sie die Oberschenkel ein Stück vom Boden ab und halten Sie sie während der gesamten Übungszeit schwebend, nicht ablegen.

➤ Schieben Sie die Fußsohlen wiederholt senkrecht nach oben. 1

➤ Atmen Sie immer beim Anheben der Beine intensiv aus.

SIE BESTIMMEN DIE INTENSITÄT

Führen Sie zum intensiveren Trainieren Endkontraktionen in der höchsten Position aus. Um weniger intensiv zu üben, machen Sie Einzelwiederholungen und legen die Beine nach jedem Mal kurz ab.

Beinrückheben, schwer

➤ Schließen Sie die Beine und heben Sie sie so hoch wie möglich vom Boden ab oder strecken Sie die schwebenden Beine. 2

2

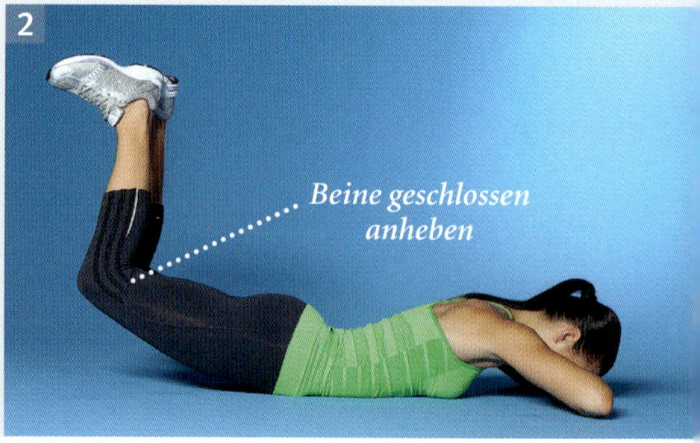

3

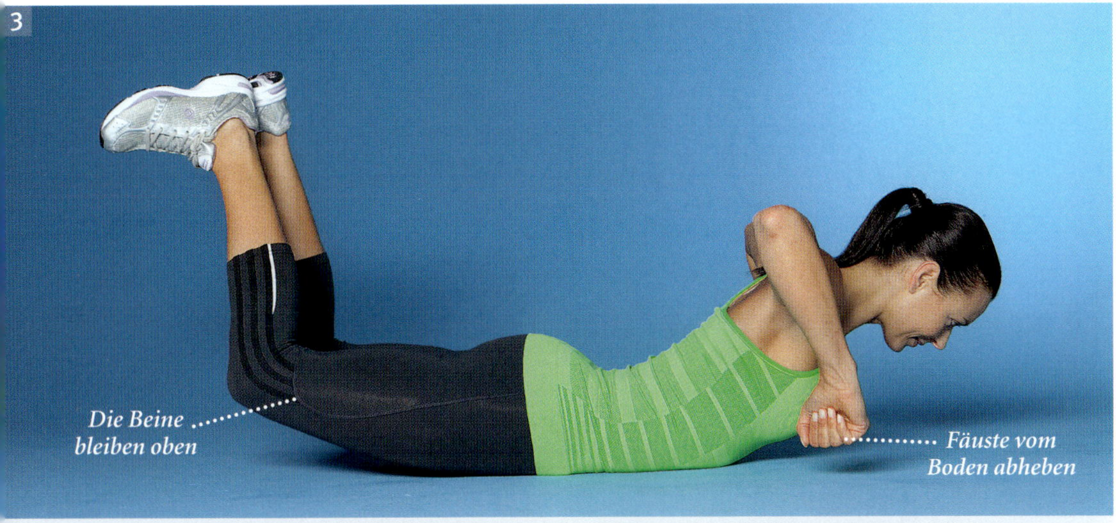

Beinrückheben kombiniert mit Reverse Flys, sehr schwer

➤ Üben Sie wie auf der gegenüberliegenden Seite beschrieben das Beinrückheben.

➤ Spreizen Sie zusätzlich die gebeugten Arme 90 Grad vom Körper ab. Setzen Sie die Fäuste auf den Boden und drehen Sie die Handflächen schräg nach außen.

➤ Heben Sie die Fäuste vom Boden ab, atmen Sie aus und ziehen Sie die Schulterblätter zur Wirbelsäule. 3

➤ Üben Sie Beinrückheben und Reverse Flys gleichzeitig, atmen Sie beim Anheben der Ellbogen und der Oberschenkel stets aus.

Dehnung des unteren Anteils des Rückenstreckers

➤ Auf der Matte sitzend lassen Sie Kopf und Oberkörper entspannt zwischen die geöffneten Beine sinken, spüren Sie die sanfte Dauerdehnung. 4

➤ Betonen Sie die Ausatmung und die darauf folgende Atempause.

4

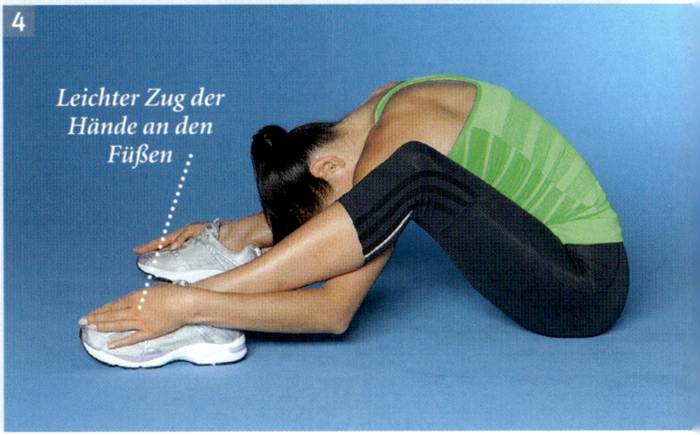

1

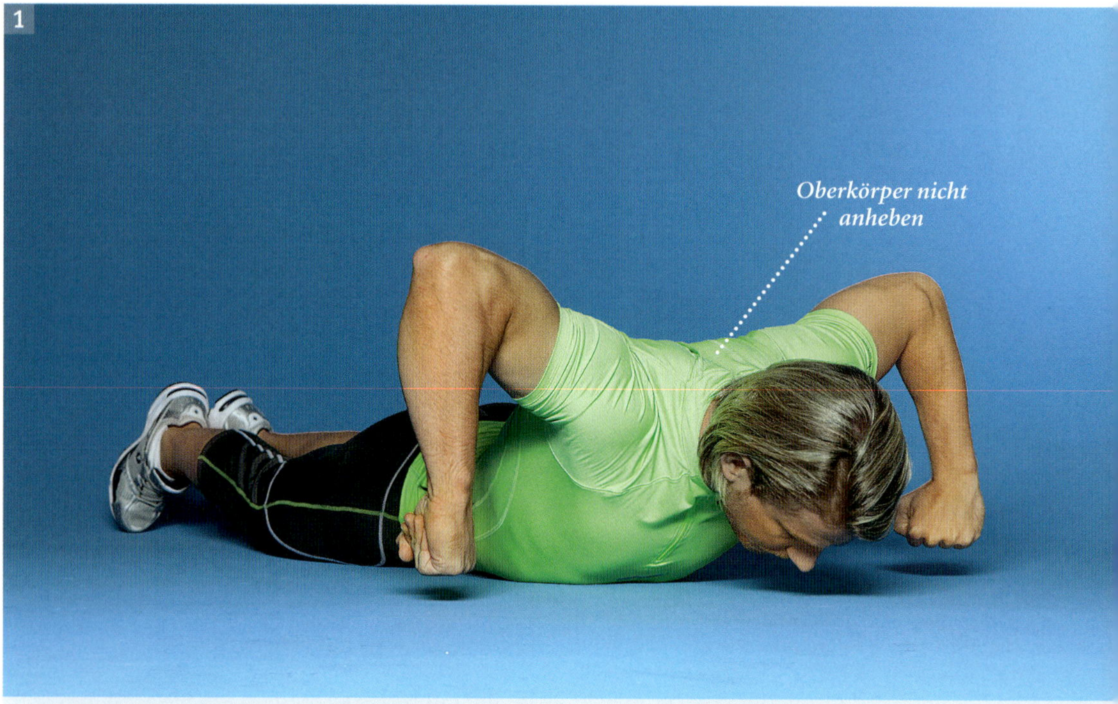

Reverse Flys, kurz

WIRKUNG
• Trainiert optimal den oft vernachlässigten oberen Rücken • Verbessert rasch sichtbar die Haltung und wirkt gegen die heutzutage typischen Beschwerden im Nackenbereich und im gesamten oberen Rücken

➤ In Bauchlage spreizen Sie die gebeugten Arme 90 Grad vom Körper ab und setzen die Fäuste auf den Boden, so dass die Unterarme senkrecht stehen, Ellbogen nach oben.

➤ Drehen Sie die Handflächen schräg nach außen, so dass Ihre Daumen in Richtung Hüfte zeigen.

➤ Heben Sie die Fäuste vom Boden ab, atmen Sie aus und ziehen Sie die Schulterblätter zur Wirbelsäule. 1

SIE BESTIMMEN DIE INTENSITÄT

Um die Intensität zu erhöhen, führen Sie Endkontraktionen in der höchsten Position aus. Atmen Sie dabei jeweils aus. Leichter wird es, wenn Sie die Fäuste nach jedem Abheben kurz wieder absetzen. Zudem können Sie den Ellbogenwinkel vergrößern.

2

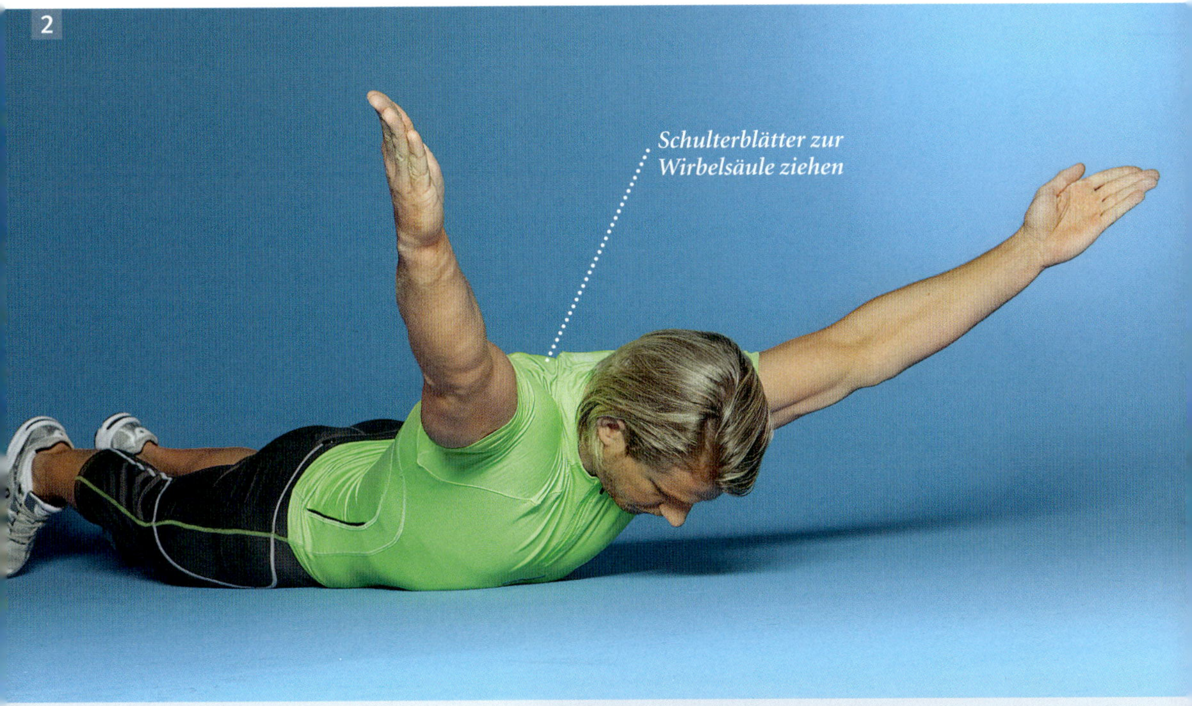

Reverse Flys, lang

➤ Führen Sie die gestreckten Arme schräg nach vorn, die Daumen zeigen nach oben. Heben Sie die Arme aus dem Schultergelenk immer wieder maximal nach oben, atmen Sie dabei aus. 2

Dehnübung für den oberen Rücken

➤ Kreuzen Sie die gebeugten Arme vor der Brust, machen Sie den oberen Rücken rund und greifen Sie mit den Händen so weit wie möglich an Ihre Schulterblätter. Umarmen Sie sich selbst. 3

3

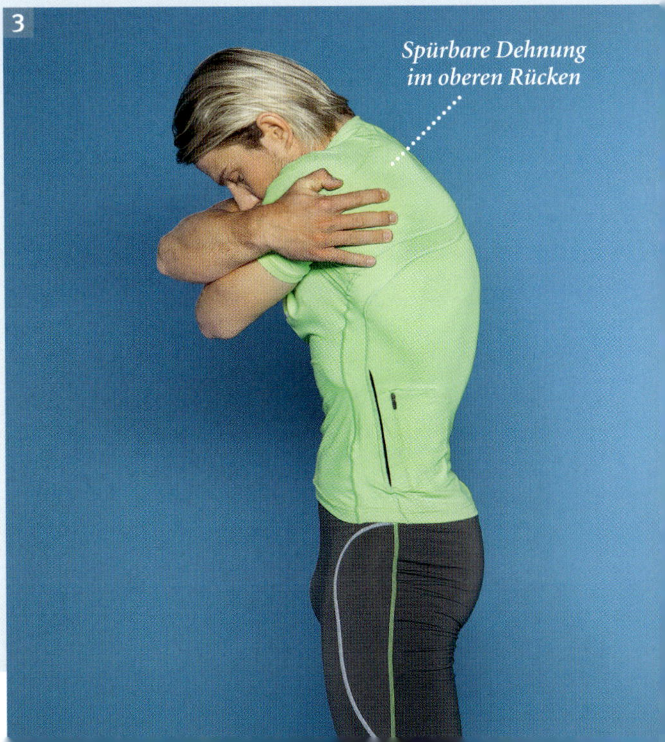

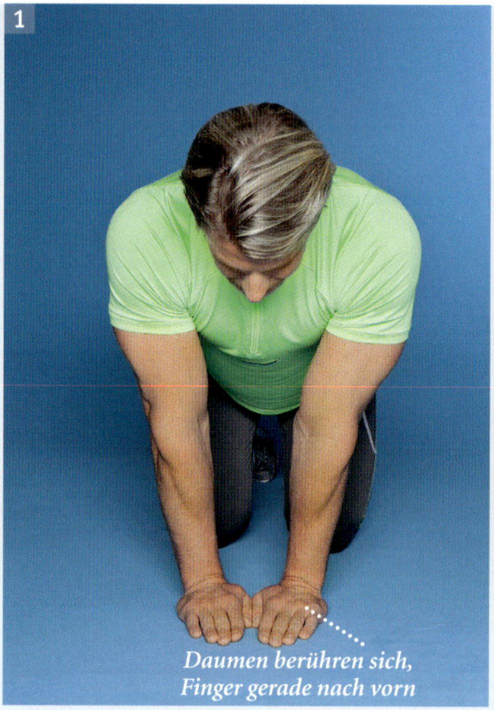

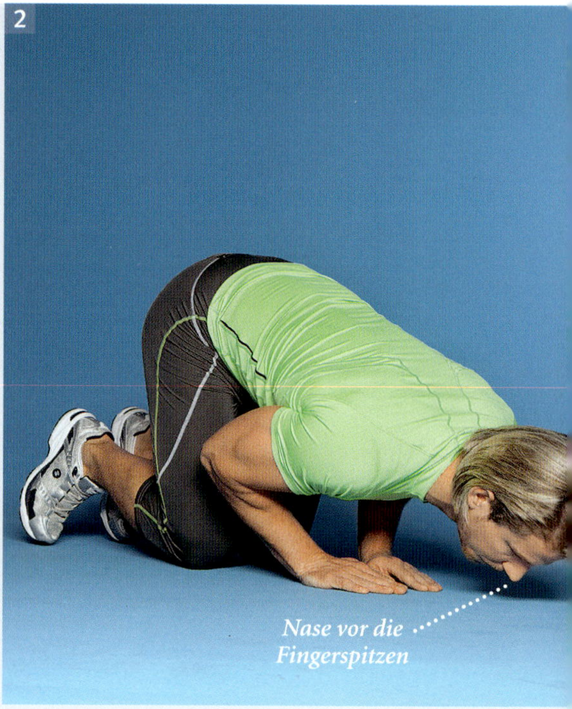

Knieliegestütz, sehr leicht

WIRKUNG

• Der maxxF-Liegestütz ist in allen Varianten eine optimierte Form des gewohnten Liegestütz, wirkungsvoller geht es kaum • Kräftigt die Brustmuskulatur, den vorderen Teil des Deltamuskels (Schulter) und den Trizeps (Oberarmrückseite) • Unterstützt wirkungsvoll die Formung der Brust, der Schultern und der Oberarmrückseite.

➤ Legen Sie im Kniestand beide Hände direkt nebeneinander nah vor den Knien auf die Matte. 1

➤ Beugen Sie die Arme, bis die Nase den Boden etwa 20 Zentimeter vor den Fingerspitzen berührt. 2

➤ Strecken Sie die Arme vollständig, führen Sie die Oberarme eng am Körper. Atmen Sie dabei aus. In der Endposition stehen die Arme senkrecht über den Händen.

SIE BESTIMMEN DIE INTENSITÄT

Der Liegestütz wird immer schwerer, je weiter Sie die Hände vom Körper wegsetzen. In der schwersten Variante ist der gesamte Körper gestreckt, die Knie sind nicht mehr am Boden. Die Hände aber bleiben eng nebeneinander. Wählen Sie beim Training die schwerste Variante, die Ihnen momentan möglich ist. Verringern Sie während eines Satzes die Intensität, wenn Sie ermüden oder die jeweils schwerere Form nicht mehr korrekt schaffen.

Knieliegestütz, leicht

➤ Im Knieliegestütz beugen Sie das Hüftgelenk und setzen die Hände in einem deutlichen Abstand vor den Knien auf. Arme wieder beugen und strecken. 3

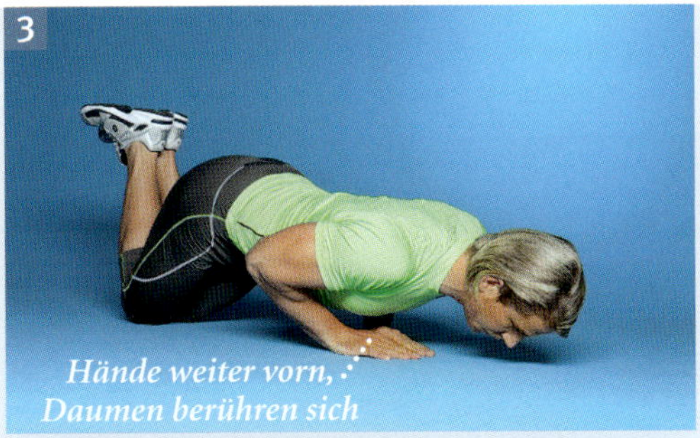

Knieliegestütz, mittelschwer

➤ Im Knieliegestütz strecken Sie das Hüftgelenk vollständig. Senken und heben Sie den bis zu den Knien gestreckten Körper. 4

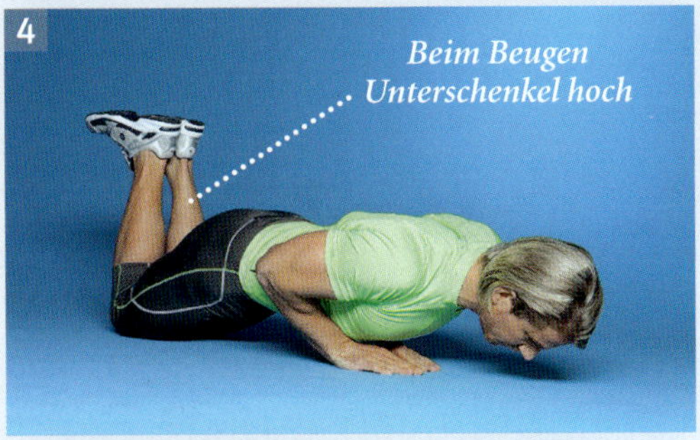

Liegestütz lang, sehr schwer

➤ Gehen Sie in den Langliegestütz. Beugen und strecken Sie die Arme mit vollständig gestrecktem Körper. 5

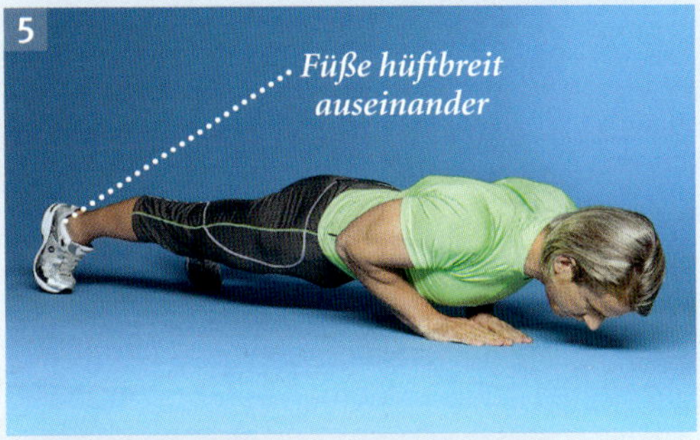

Dehnung der Brustmuskulatur

➤ Im Stand heben Sie einen Arm deutlich über Schulterhöhe. Fixieren Sie Unterarm und Hand mit der Kleinfingerseite an einer Kante, zum Beispiel dem Türrahmen.

➤ Drehen Sie den Körper so nach vorn, dass Sie die Dehnung in der Brustmuskulatur und den Innenrotatoren des Schultergelenks deutlich spüren. 6

➤ Dehnen Sie auch die andere Seite.

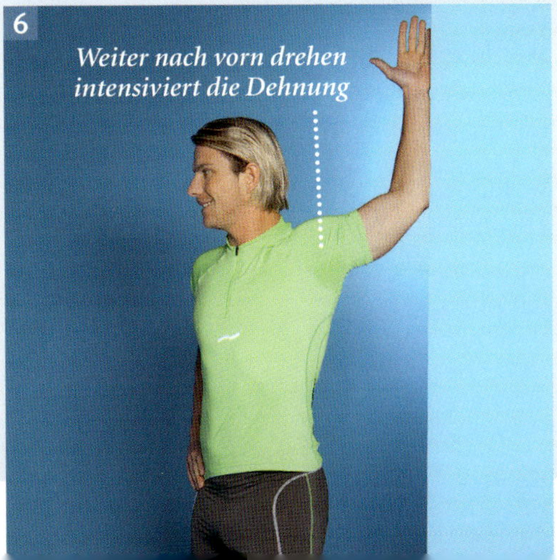

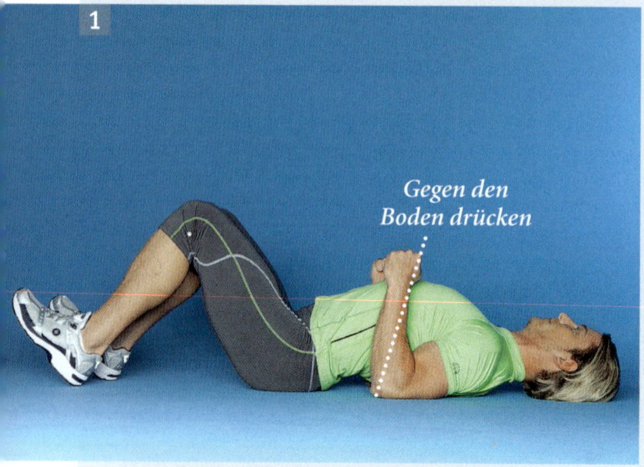

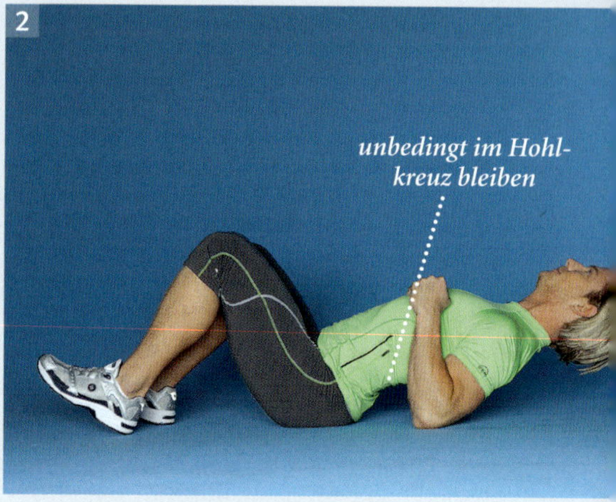

Lat-Rudern, mittelschwer

WIRKUNG
• Die effektivste Kräftigung der Breiten Rückenmuskeln (M. latissimus dorsi, daher der Name der Übung) • Formt den Rücken, entwickelt die begehrte V-Form und verbessert die Haltung

➤ In Rückenlage legen Sie die etwa 90 Grad gebeugten Arme körpernah auf. Die Unterarme zeigen nach oben.

➤ Die Fersen der leicht gebeugten Beine sind aufgesetzt, die Zehen werden zum Körper hin angezogen.

➤ Kippen Sie Ihr Becken und nehmen Sie eine Hohlkreuzhaltung ein, so dass nur noch Kopf, Ellbogen, Gesäß und Fersen den Boden berühren. 1

➤ Drücken Sie mit den Ellbogen so stark gegen den Boden, dass sich Ihr Oberkörper deutlich nach oben abhebt. Die Fersen und das Gesäß bleiben unten.

➤ Senken Sie den Oberkörper wiederholt bis knapp über den Boden und drücken Sie ihn wieder nach oben.

➤ Atmen Sie immer beim Anheben des Körpers aus. 2

SIE BESTIMMEN DIE INTENSITÄT

Bei der schweren Variante sind die Beine angehoben, je näher Sie die Oberschenkel zur Brust ziehen, umso intensiver wird die Übung. Wenn Sie während eines Satzes ermüden, können Sie den Oberkörper auch nach jeder Wiederholung kurz ablegen.

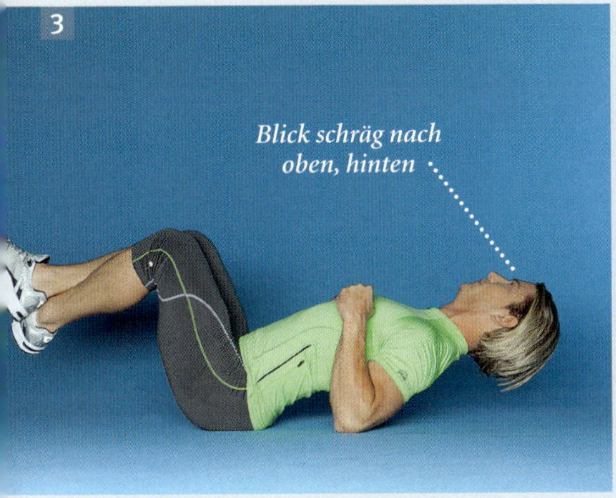

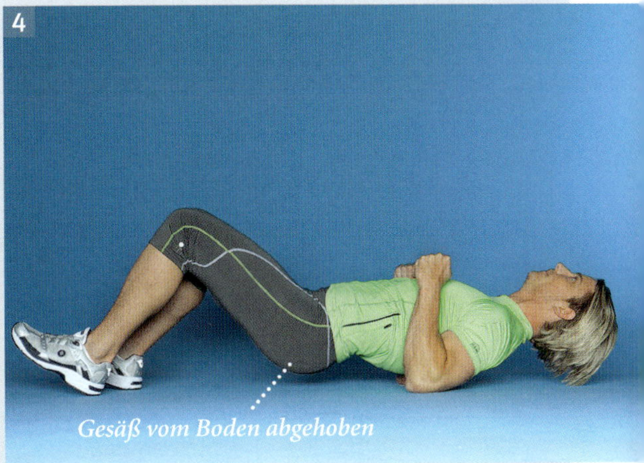

Lat-Rudern, schwer

➤ Ziehen Sie in Rückenlage die gebeugten Beine zur Brust. Sie können die Füße dabei überkreuzen. Halten Sie wieder die Hohlkreuzposition. Nun den Oberkörper heben und senken. 3

Lat-Rudern, sehr schwer

➤ Die Variante für gut trainierte Athleten: In Rückenlage mit aufgestellten Fersen betonen Sie die Hohlkreuzhaltung. Heben Sie nun das Gesäß und den Oberkörper wenige Zentimeter vom Boden ab. Position halten. Nur Ellbogen und Fersen berühren den Boden. 4

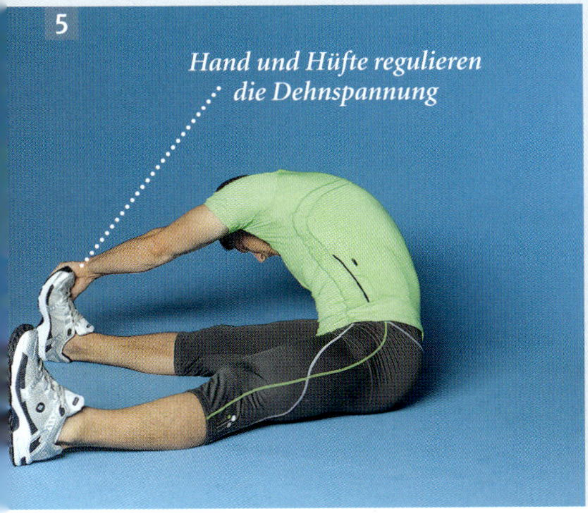

Dehnung des Breiten Rückenmuskels

➤ Im Sitz öffnen Sie die leicht gebeugten Beine und greifen mit der linken Hand an die Außenseite des rechten Fußes.

➤ Strecken Sie das Bein stärker und drehen Sie die linke Hüfte nach hinten, so dehnen Sie den Rücken intensiver. 5

➤ Dehnen Sie auch die andere Körperseite.

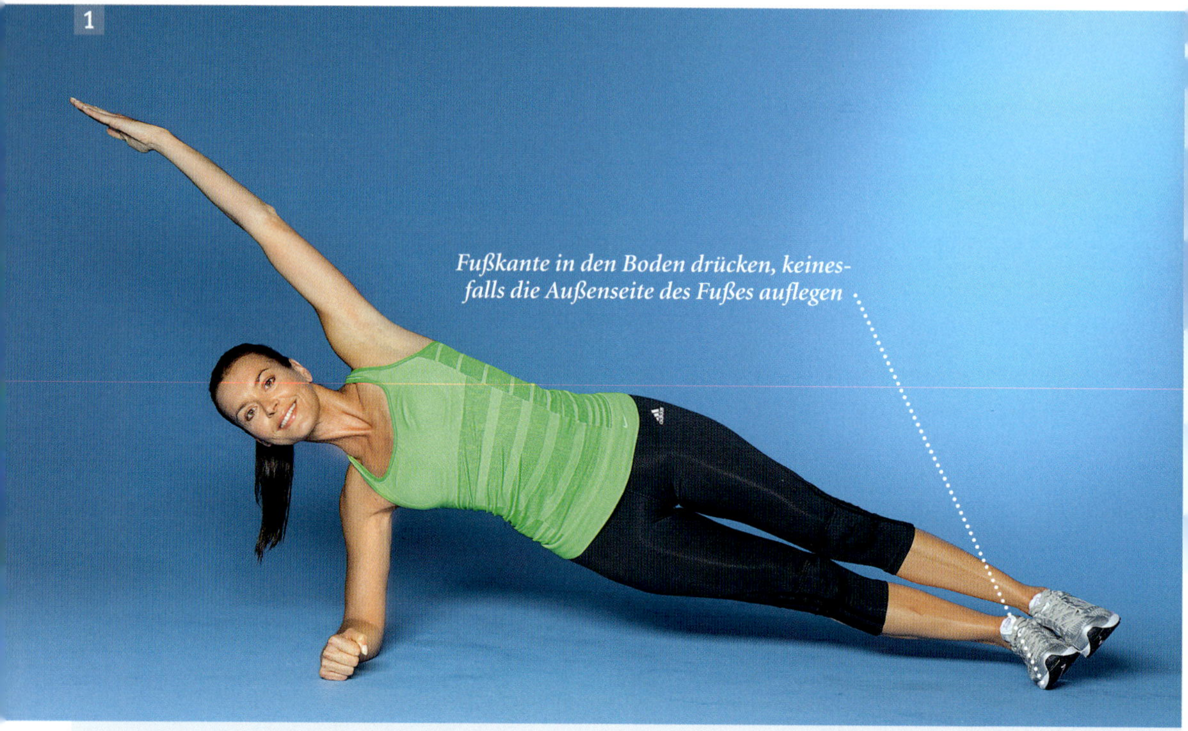

Seitlicher Unterarmstütz,
leicht

WIRKUNG
• Kräftigt und formt Gesäß und Beine • Reduziert oder verhindert Rückenbeschwerden effektiv, weil all die kleinen, von Wirbel zu Wirbel ziehenden Rückenmuskeln erfasst werden und die Stabilität der Wirbelsäule insgesamt verbessert wird

➤ Setzen Sie sich seitlich auf die Matte. Drücken Sie die Außenkante des rechten Beines fest in den Boden.

➤ Legen Sie das gestreckte linke Bein auf das rechte Bein auf. Beide Beine bilden einen festen Block.

➤ Heben Sie den Körper seitlich an, so dass er eine gerade schräge Linie bildet. Vermeiden Sie einen Hüftknick und stabilisieren Sie diese Position, »fest wie ein Brett«. 1

➤ Halten Sie die Position und atmen Sie kontinuierlich weiter. Dann Seite wechseln.

SIE BESTIMMEN DIE INTENSITÄT

Das Ziel ist der lange, schwere seitliche Unterarmstütz, den Sie mit Endkontraktionen des weit abgegrätschten Beines intensivieren können. Dabei ist der gesamte Körper perfekt stabilisiert. Arbeiten Sie sich je nach Kraft zu dieser schweren Variante hin. Gehen Sie bei Ermüdung während eines Satzes auf eine leichtere Variante zurück.

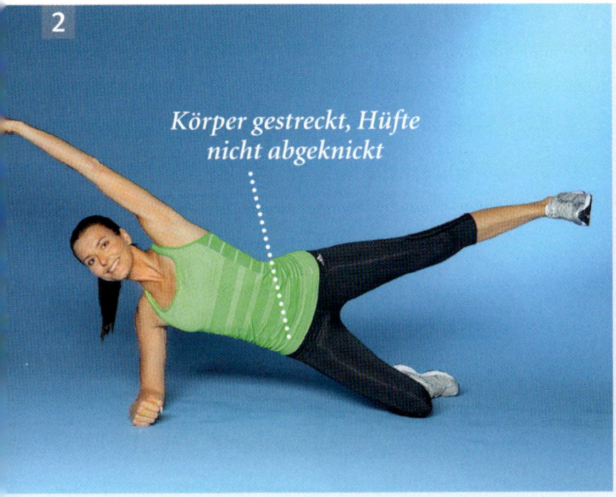

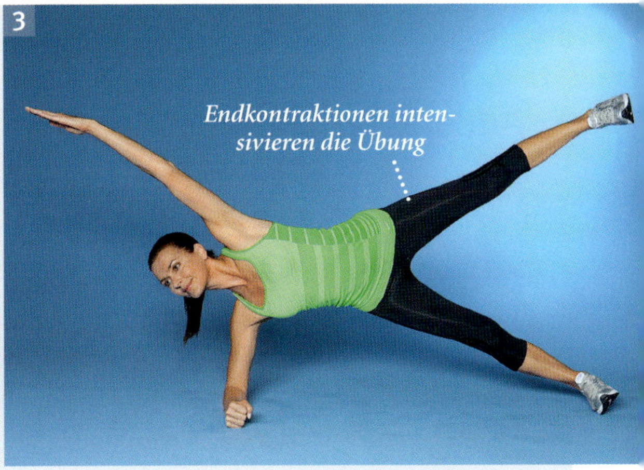

Seitlicher Unterarmstütz, mittel

➤ Verkürzen Sie im seitlichen Unterarmstütz die Hebellänge: Legen Sie den Unterschenkel ab.

➤ Heben Sie den Körper seitlich an und grätschen Sie das obere gestreckte Bein so weit wie möglich ab. 2 Position halten, dann Seite wechseln.

Seitlicher Unterarmstütz, schwer

➤ Unteres Bein lang, Außenkante des Fußes fest am Boden. Körper seitlich anheben und oberes Bein weit abgrätschen. Position halten und weiter atmen. 3

➤ Üben Sie auch zur anderen Seite.

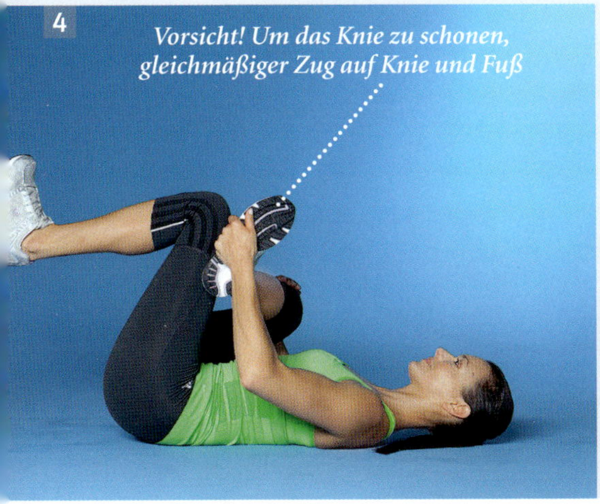

Dehnung der Abduktoren

➤ Ziehen Sie in Rückenlage ein Bein zur Brust. Legen Sie das andere Bein quer über den Oberschenkel. Fassen Sie mit einer Hand das Knie und mit der anderen den Fuß des gekreuzten Beines.

➤ Ziehen Sie das Bein in Richtung Brust. Unterstützen Sie die Abduktoren-Dehnung spürbar durch das Heranziehen des anderen Beines. 4

➤ Dehnen Sie auch die andere Seite.

Adduktorenpresse

WIRKUNG

• Stärkung und Straffung der Adduktoren (Oberschenkelinnenseiten) durch das Schließen der Beine gegen Widerstand

➤ Pressen Sie im Sitz die gebeugten Beine kräftig zusammen. 1

➤ Halten Sie den Pressdruck während des Übungssatzes aufrecht beziehungsweise erhöhen Sie ihn kontinuierlich.

SIE BESTIMMEN DIE INTENSITÄT

Bei einer isometrischen Übung wie dieser können Sie die Intensität völlig frei regulieren. Intensiver wird es, wenn Sie Oberschenkel und Knie so fest Sie können zusammenpressen. Halten Sie die maximale Muskelspannung aufrecht und verstärken Sie sie durch Endkontraktionen. Sie können die Intensität verringern, indem Sie den willkürlichen Widerstand reduzieren. Legen Sie gegebenenfalls zwischen den Anspannungsphasen kurze Pausen ein.

1

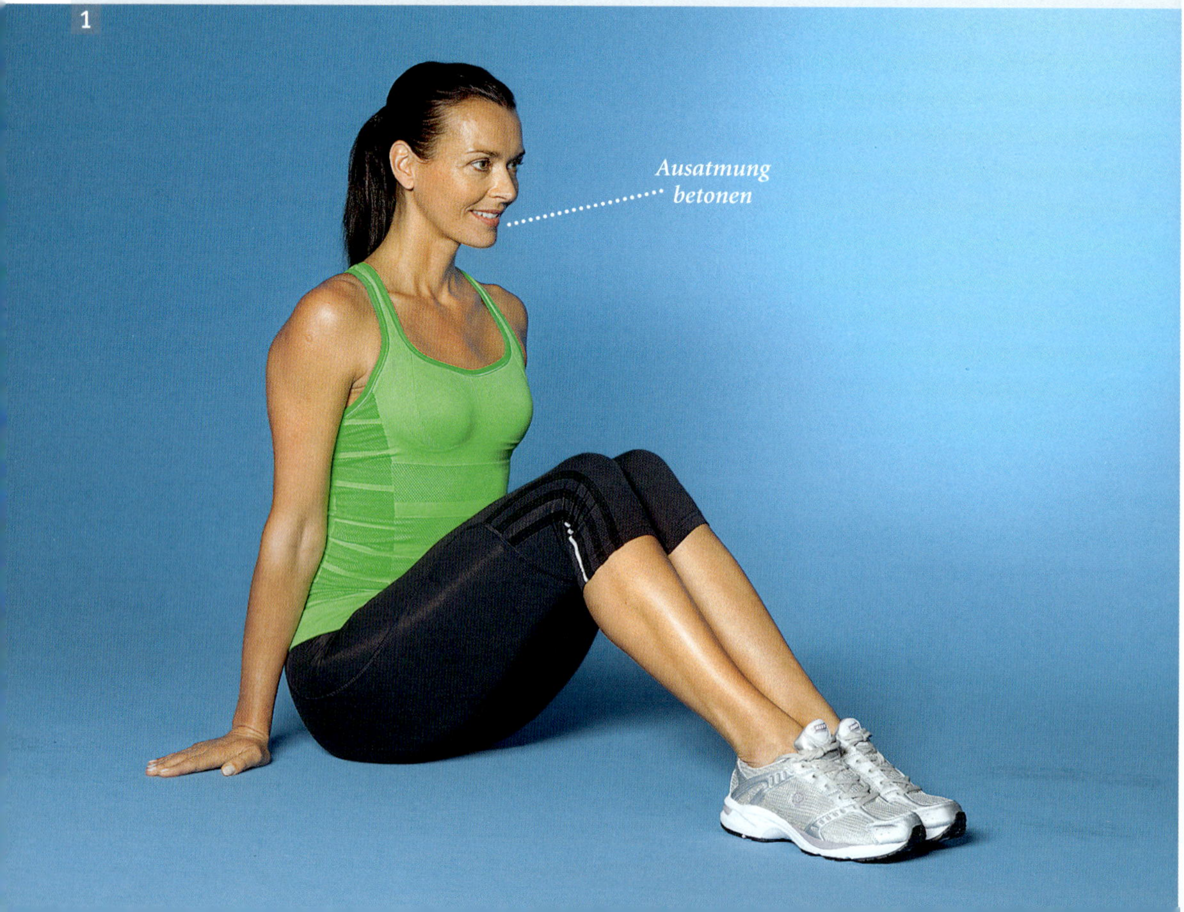

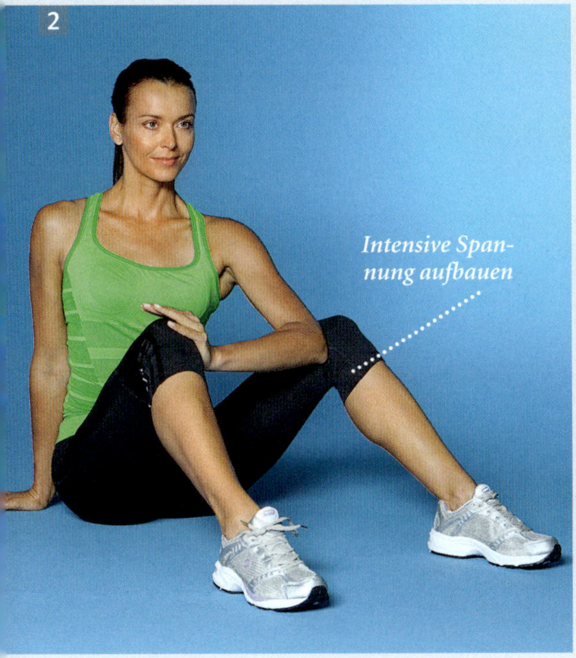

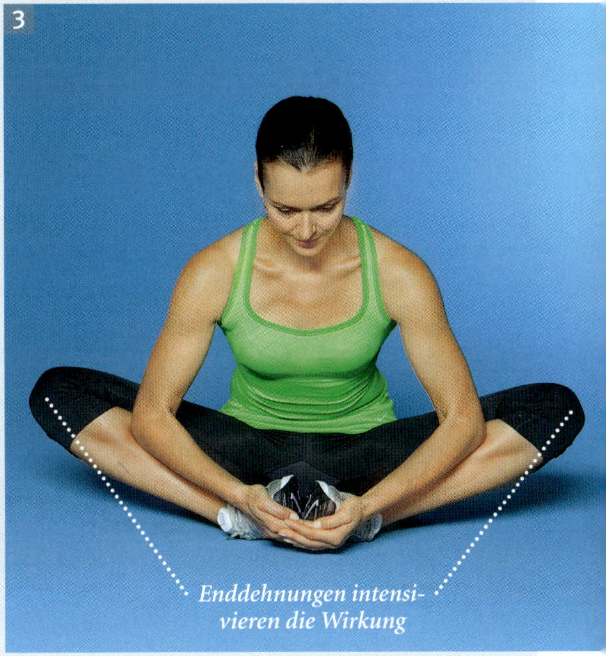

Adduktorenpresse, intensiver

➤ Klemmen Sie den Unterarm zwischen die geöffneten, gebeugten Beine.

➤ Schützen Sie Ihr Handgelenk, indem Sie es nicht zu stark abwinkeln. Drücken Sie mit der Handfläche so gegen die Knieinnenseite, dass der Winkel zwischen Handrücken und Unterarm größer als 90 Grad ist.

➤ Drücken Sie nun die Beine zusammen, erhalten Sie den Druck während des Übungssatzes aufrecht beziehungsweise erhöhen Sie ihn kontinuierlich. 2

➤ Betonen Sie die Ausatmung.

Dehnung der Adduktoren

➤ Legen Sie im Sitz mit gebeugten Beinen die Fußsohlen aneinander.

➤ Greifen Sie die Füße mit den Händen und ziehen Sie sie an den Körper.

➤ Lassen Sie die Knie locker nach außen fallen. Drücken Sie sie mit den Unterarmen weiter nach außen und spüren Sie die Dehnung an den Innenseiten der Oberschenkel. 3

1

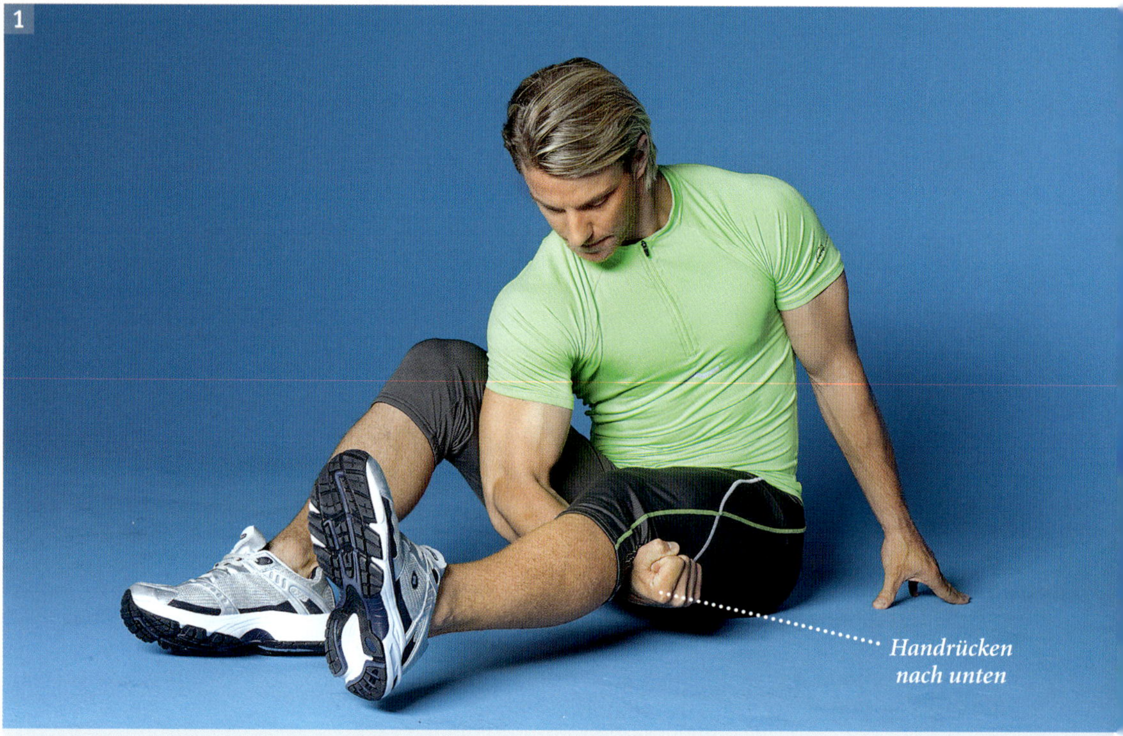

Bizeps-Curl gegen den Beinwiderstand, mittelschwer

WIRKUNG
• Deutliche Straffung der Arme und optimale Kräftigung des Bizeps • Speziell für maxxF entwickelt, weil es bisher kaum Übungen ohne Geräte für den Bizeps gab; hier dient das eigene Bein als Widerstand, die nachgebende, exzentrische Mehrkraft des Muskels wird optimal genutzt – damit ist dieser Curl effektiver als jede andere Bizepsübung

➤ Im Sitz am Boden öffnen Sie die gebeugten Beine und neigen sich etwas nach vorn.

➤ Stabilisieren Sie den rechten Oberarm am Oberschenkel und fassen Sie mit der rechten Faust direkt oberhalb des Kniegelenks unter das linke Bein. 1

➤ Beugen und strecken Sie nun das Ellbogengelenk gegen den Beinwiderstand. Das Bein wird beim Ziehen nach oben gebeugt und bei der Abwärtsbewegung gestreckt. 2

➤ Üben Sie auch mit dem linken Arm.

SIE BESTIMMEN DIE INTENSITÄT

Bei dieser Übung können Sie den Widerstand und damit die Intensität genauestens selbst steuern: Je intensiver Sie Arm gegen Bein »kämpfen« lassen, umso größer ist der Trainingseffekt.

2

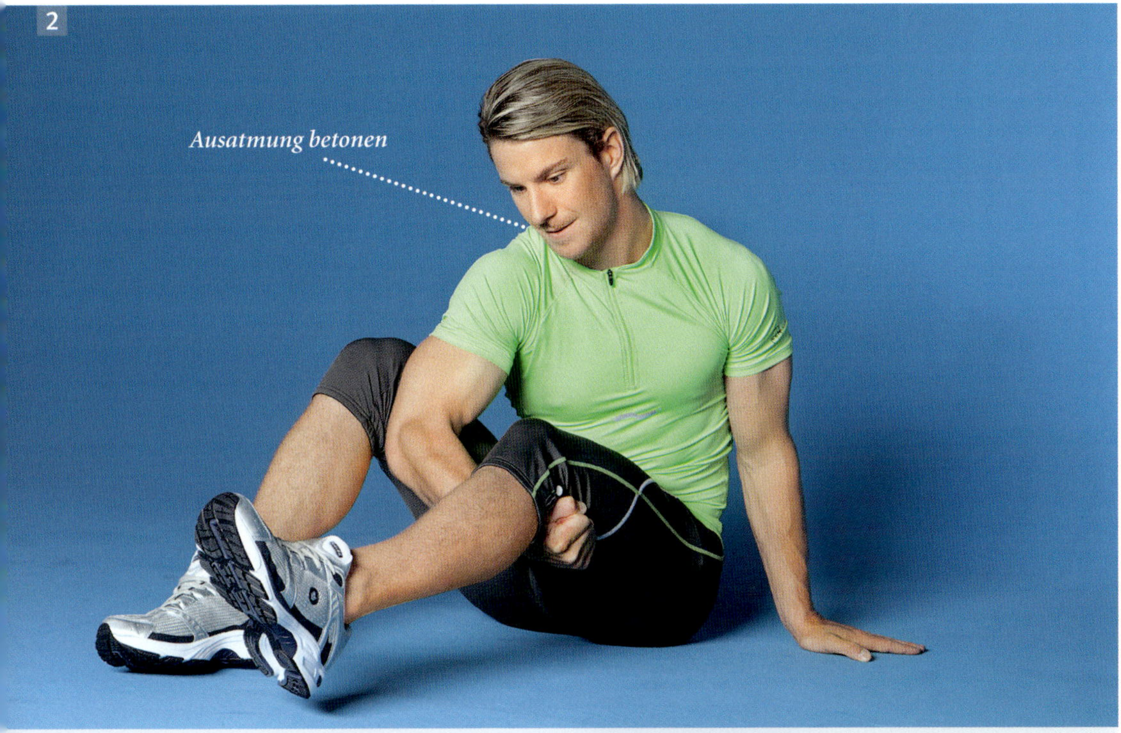

Bizeps-Curl gegen den Beinwiderstand, schwer

➤ Trainieren Sie so intensiv wie möglich. Nutzen Sie linkes Bein und rechten Arm jeweils als starken Widerstand.

➤ Bremsen Sie beim Herunterdrücken des Beines maximal mit dem Bizeps. Verlangsamen Sie die Abwärtsbewegung, setzen Sie während des Übungssatzes alle Kraft ein, die Sie aufbringen können. 3

➤ Üben Sie auch mit dem anderen Arm.

3

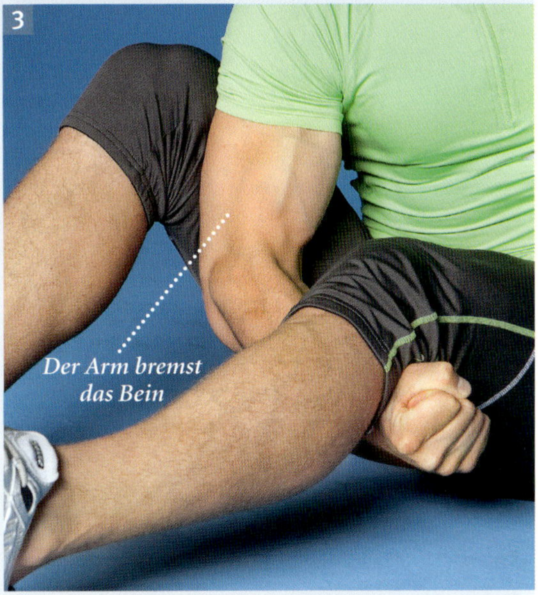

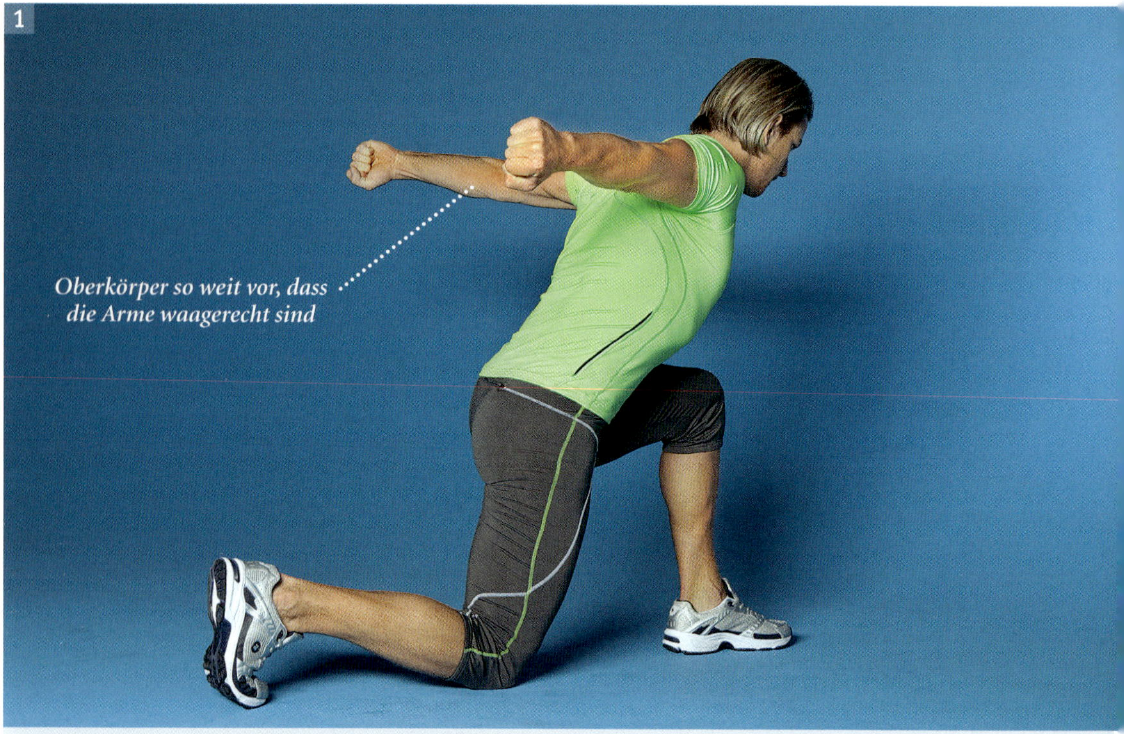

Armrückheben, mittelschwer

WIRKUNG
• Strafft und formt die Oberarmrückseite und kräftigt den Trizeps • Das Rückheben der Arme erfasst zusätzlich sehr effektiv den hinteren Teil des Deltamuskels (Schulter)

➤ Machen Sie einen großen Knieausfallschritt. Beugen Sie den Oberkörper nach vorn.

➤ Strecken Sie die Ellbogengelenke kraftvoll durch und heben Sie beide Arme gestreckt nach hinten hoch. 1

➤ Heben Sie die Arme mit kleinen Impulsen immer stärker an. Atmen Sie jeweils beim Heben der Arme aus.

➤ Lassen Sie sie nach jedem Mal ein kleines Stückchen nach unten sinken, bevor Sie sie wieder anheben.

SIE BESTIMMEN DIE INTENSITÄT

Ziehen Sie die Arme in der höchsten Position zusätzlich nach innen, um noch intensiver zu üben. Führen Sie außerdem die folgenden drei Aktionen gleichzeitig durch: Die Arme mit aller Kraft strecken, maximal nach hinten und oben heben und ausatmen. Sie können zudem jederzeit zwischen der leichten und der schweren Variante wechseln.

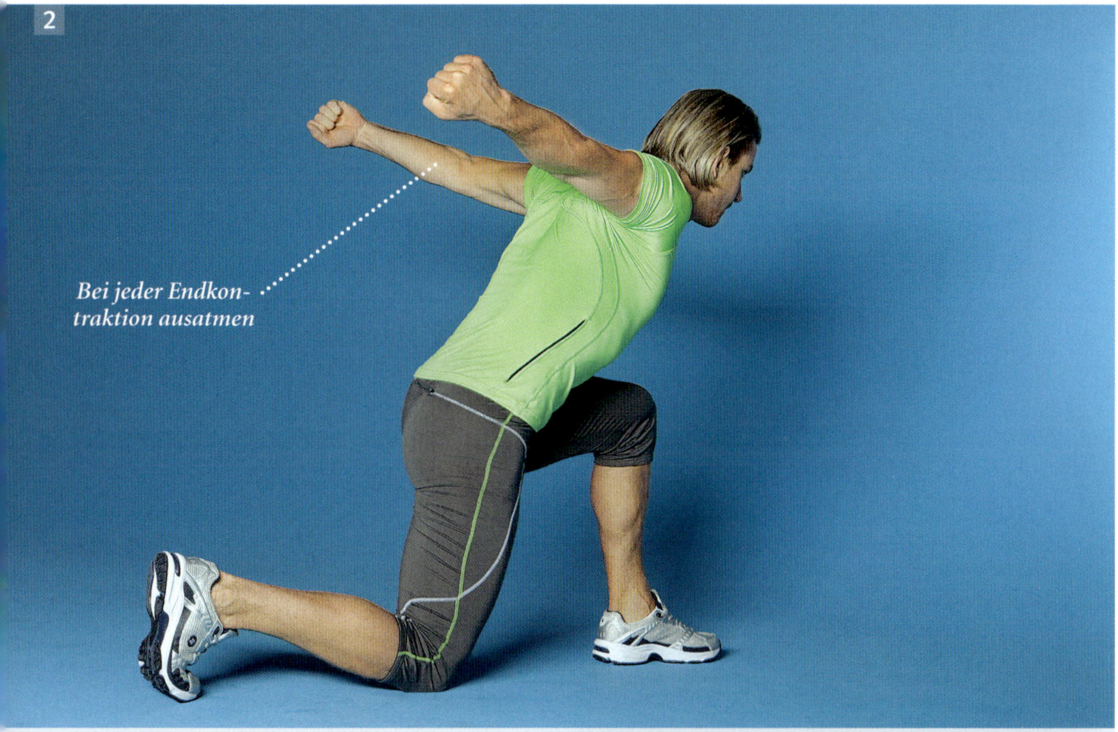

Armrückheben, schwer

➤ Halten Sie die Arme in der höchsten Position, führen Sie Endkontraktionen aus. 2

Trizepsdehnung über Kopf

➤ Im Sitz oder im Stand heben Sie den gebeugten Arm über den Kopf und schieben die Hand weit am Rücken hinab.

➤ Ziehen Sie mit der freien Hand den Ellbogen zum und bei guter Beweglichkeit hinter den Kopf. 3

➤ Dehnen Sie auch den anderen Arm.

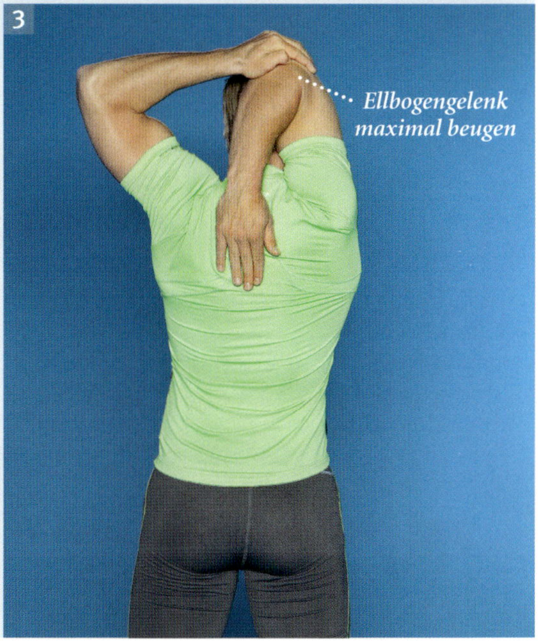

Armseitheben gegen den Beinwiderstand, mittelschwer

WIRKUNG
• Die perfekte Formung für die Schulter, speziell für das maxxF-Programm entwickelt – die effektivste bekannte Übung für den Deltamuskel • Die Schulter trainiert gegen den Beinwiderstand, diese optimale Nutzung der exzentrischen, negativen, nachgebenden Mehrkraft ist der Grund für die herausragende Wirkung dieser Übung

➤ Ziehen Sie im Unterarmstütz beide Beine gebeugt zur Brust. Fassen Sie direkt oberhalb des Knöchels unter das oben liegende Bein. Der Handrücken zeigt dabei nach oben und das Handgelenk liegt am Bein an.

➤ Heben und senken Sie den Arm jetzt gegen den Beinwiderstand. Beim Anheben des Beines überwinden Sie mit dem Arm das Beingewicht, beim Senken des Beins bremsen Sie mit der Kraft des Deltamuskels die Abwärtsbewegung. 1

1

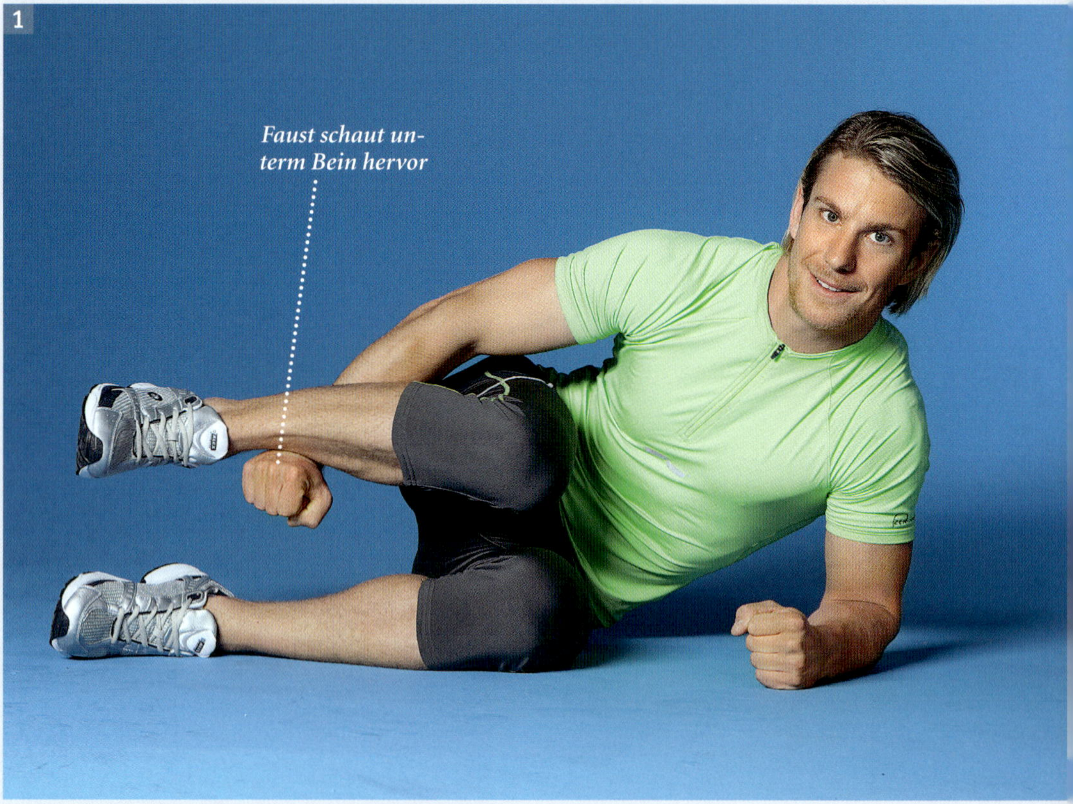

➤ Führen Sie den fast vollständig gestreckten Arm frei, legen Sie ihn nicht ab. Üben Sie auch zur anderen Seite.

SIE BESTIMMEN DIE INTENSITÄT

Bei dieser Übung können Sie die Intensität selbst steuern, da der Schultermuskel gegen den Widerstand Ihres Beines arbeitet. Je intensiver Sie Bein und Schulter gegeneinander drücken lassen, umso größer ist der Trainingseffekt.

Armseitheben gegen den Beinwiderstand, schwer

➤ Lassen Sie das Bein beim Anheben so schwer wie möglich werden.

➤ Beim sehr langsamen Senken des Beines bremst der Deltamuskel maximal. Setzen Sie alle Kraft ein. 2

➤ Üben Sie auch zur anderen Seite.

2

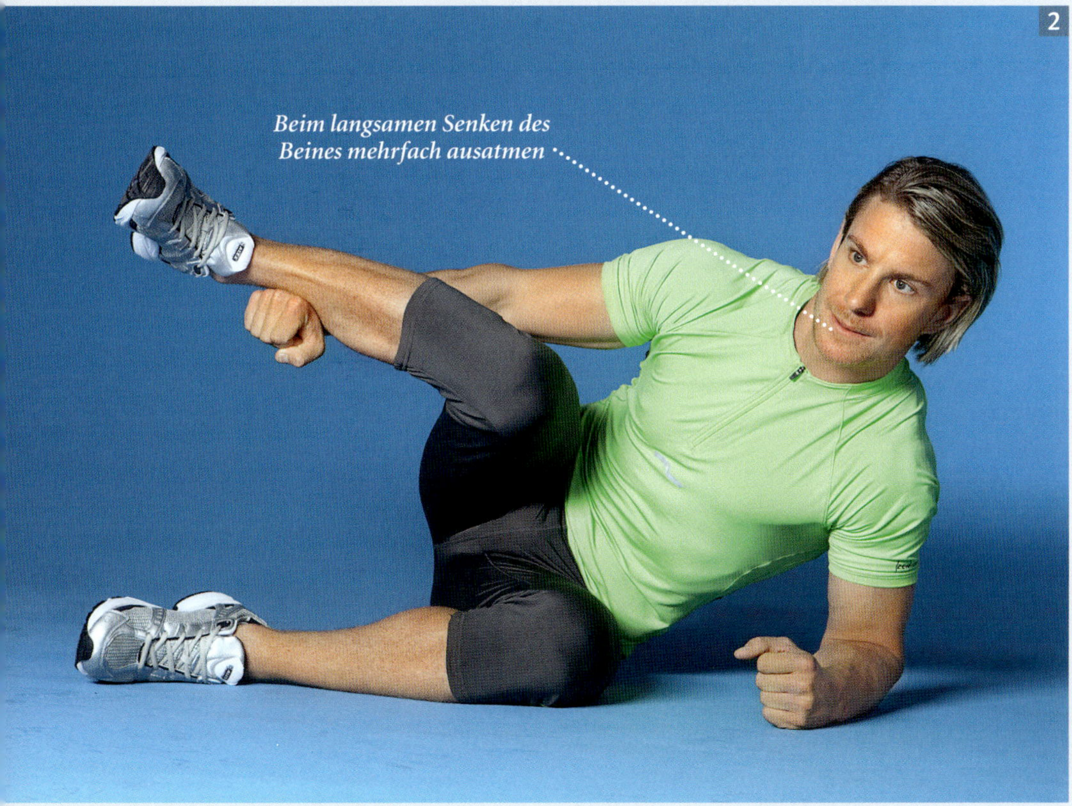

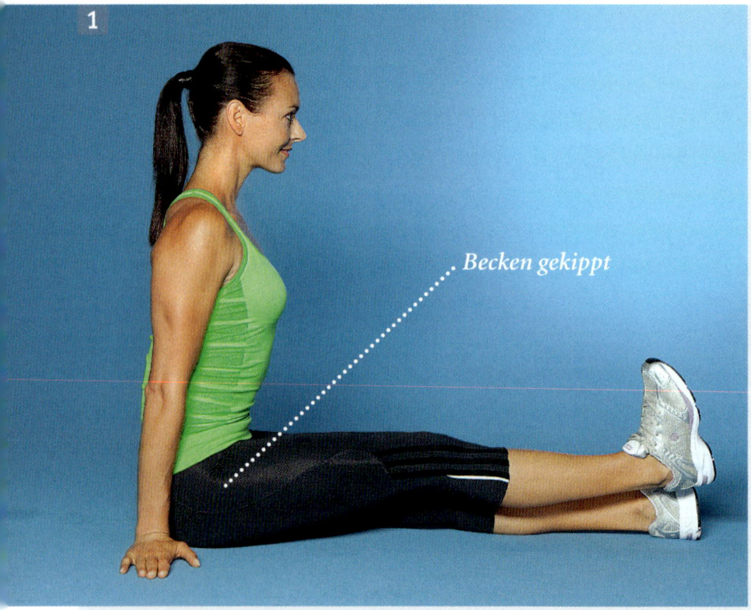

SIE BESTIMMEN DIE INTENSITÄT

Um intensiver zu üben, heben Sie das Bein höher und beugen den Oberkörper weiter nach vorn. Endkontraktionen verstärken den Effekt zusätzlich. Wird es Ihnen zu schwer, legen Sie das Bein nach jeder Hubbewegung kurzzeitig ab und neigen den Oberkörper geringfügig nach hinten. Dies gilt vor allem, wenn der Oberschenkelmuskel krampft, was bei dieser Übung häufig vorkommt.

Beinheben, mittelschwer

WIRKUNG
• Formt und kräftigt die Oberschenkelvorderseite • Eine Spezialübung für den zweigelenkigen Teil des vierköpfigen Oberschenkelmuskels, den Geraden Schenkelmuskel

➤ Im Sitz kippen Sie mit gestreckten Beinen das Becken. Schieben Sie die Schultern zurück, nehmen Sie eine stolze Haltung ein.

➤ Strecken Sie ein Kniegelenk kraftvoll durch und heben Sie das Bein maximal hoch an. Falls Sie das Bein über die Fußhöhe des anderen Beines anheben können, beugen Sie den Oberkörper weiter nach vorn.

➤ Machen Sie kleine Hubbewegungen nach oben. Das Knie bleibt gestreckt. 1

➤ Üben Sie auch mit dem anderen Bein.

Beinheben, sehr schwer

➤ Neigen Sie den Oberkörper nun so weit wie möglich nach vorn. Greifen Sie mit der linken Hand die Zehenspitzen des linken Fußes oder den Unterschenkel. Halten Sie die Hand in dieser Position und stützen Sie sich mit der rechten seitlich hinter dem Körper ab.

➤ Strecken Sie das rechte Kniegelenk mit aller Kraft durch und heben Sie das Bein an. Die Hubhöhe wird jetzt auch bei größter Anstrengung nur wenige Zentimeter betragen. Intensiv ausatmen. 2

➤ Erhöhen Sie die Intensität. Verstärken Sie die Muskelspannung durch Endkontraktionen im höchsten Punkt der Bewegung.

➤ Üben Sie auch mit dem anderen Bein.

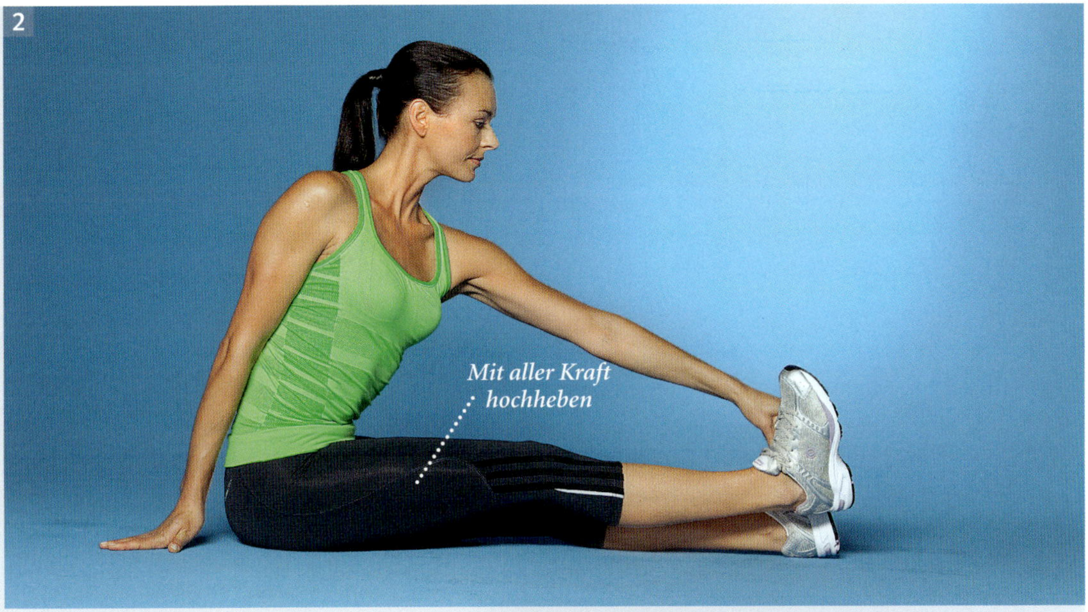

Dehnübung Schräger Käfer

➤ Stützen Sie sich im Sitz mit dem rechten Unterarm seitlich ab. Ziehen Sie das rechte Bein gebeugt zur Brust und halten Sie das Knie mit der rechten Hand fest.

➤ Beugen Sie links Bein und Hüftgelenk. Fixieren Sie die Ferse am Gesäß.

➤ Strecken Sie nun das linke Hüftgelenk. Unterstützen Sie die Dehnung durch Zug mit der linken Hand am linken Fußrist. 3

➤ Intensivieren Sie die Spannung im linken Oberschenkel durch Enddehnungen, um einen zusätzlichen Kraftzuwachs zu erreichen.

➤ Dehnen Sie auch das andere Bein.

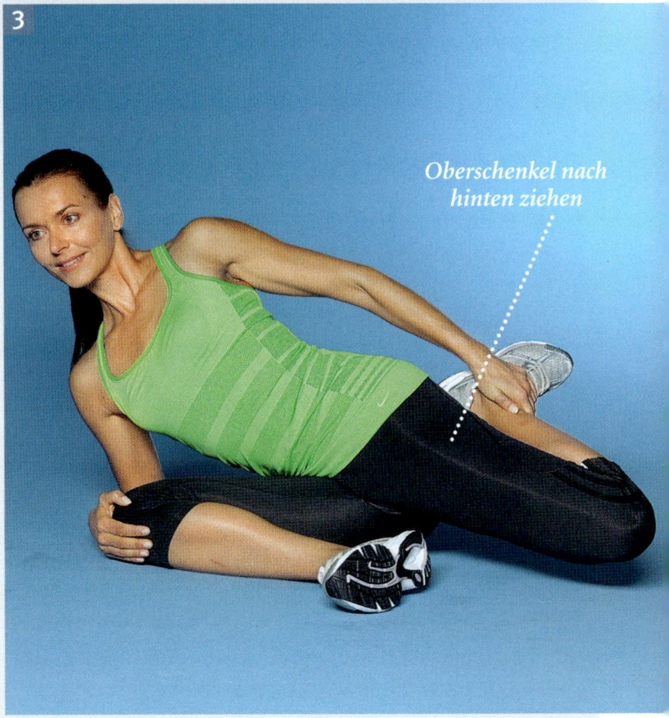

1

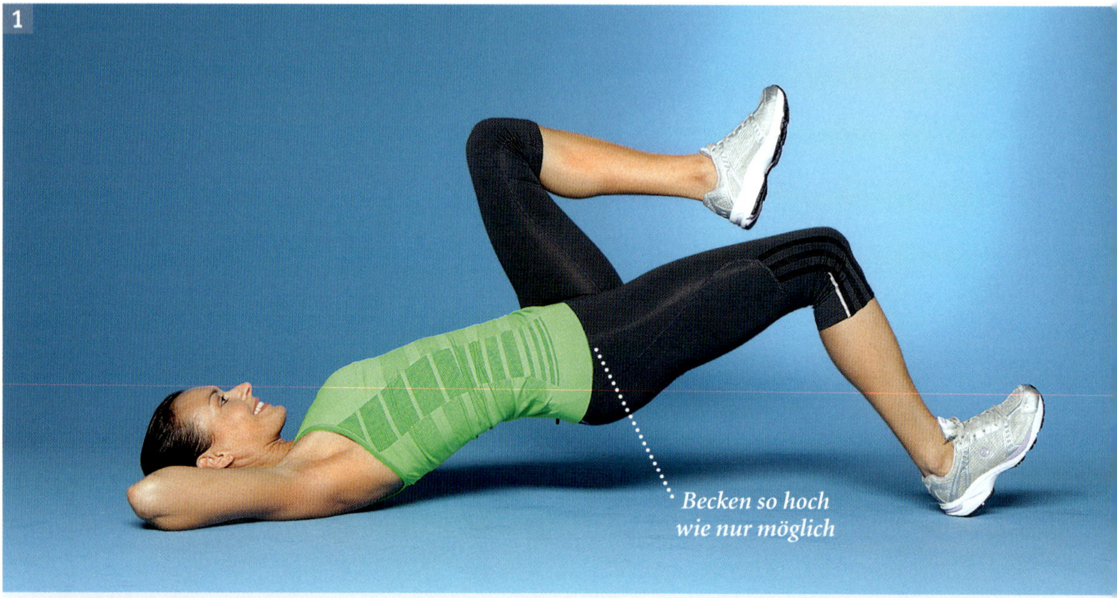

Beckenlift, leicht

WIRKUNG
• Formt und kräftigt optimal die Muskulatur von Oberschenkelrückseite, Rücken und Gesäß

➤ In Rückenlage auf dem Boden ziehen Sie das linke Bein gebeugt zur Brust. Stellen Sie die Ferse des gebeugten rechten Beines in kleinem Abstand vom Gesäß auf den Boden. Ziehen Sie die Fußspitze an.

➤ Heben Sie das Becken an und atmen Sie aus. Beim Einatmen senken Sie das Becken ein wenig. Machen Sie so mehrere Hubbewegungen. 1

➤ Üben Sie auch mit dem linken Bein.

SIE BESTIMMEN DIE INTENSITÄT

Um zu intensivieren, halten Sie die hohe Beckenliftposition und verstärken sie durch Endkontraktionen: Das Becken mit winzigen Impulsen nach oben schieben.

Beckenlift, schwer

➤ Stellen Sie die Ferse des rechten Beines weiter vom Gesäß entfernt auf den Boden. Heben Sie das Becken an und halten Sie die höchste Ihnen mögliche Position aufrecht.

➤ Ziehen Sie kraftvoll mit der aufgesetzten Ferse in Richtung Körper. Vorsicht Krampfgefahr! Dosieren Sie den Fersenzug sehr bewusst.

➤ Die Übungsausführung ist optimal, wenn Sie drei Aktionen gleichzeitig durchführen (was einige Übung erfordert): Das Becken heben und mit Endkontraktionen oben halten, Ferse zurückziehen und ausatmen. 2

➤ Üben Sie auch mit links.

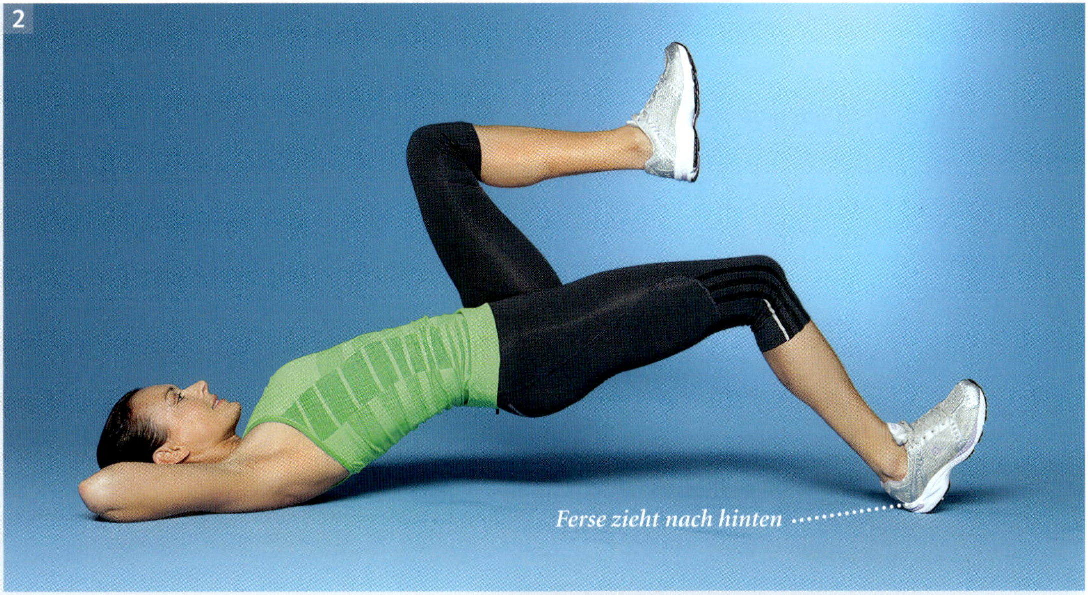

Dehnübung Good Morning

➤ Im Stand stellen Sie die Ferse des linken Beines auf. Sie können auch einen Hocker oder eine Treppenstufe zu Hilfe nehmen.

➤ Strecken Sie zunächst das Kniegelenk des linken Beines, kippen Sie dann das Becken (Tendenz Hohlkreuz) und beugen Sie das Hüftgelenk. 3

➤ Intensivieren Sie die Spannung in der linken Oberschenkelrückseite durch zusätzliche Enddehnungen.

➤ Dehnen Sie auch das andere Bein.

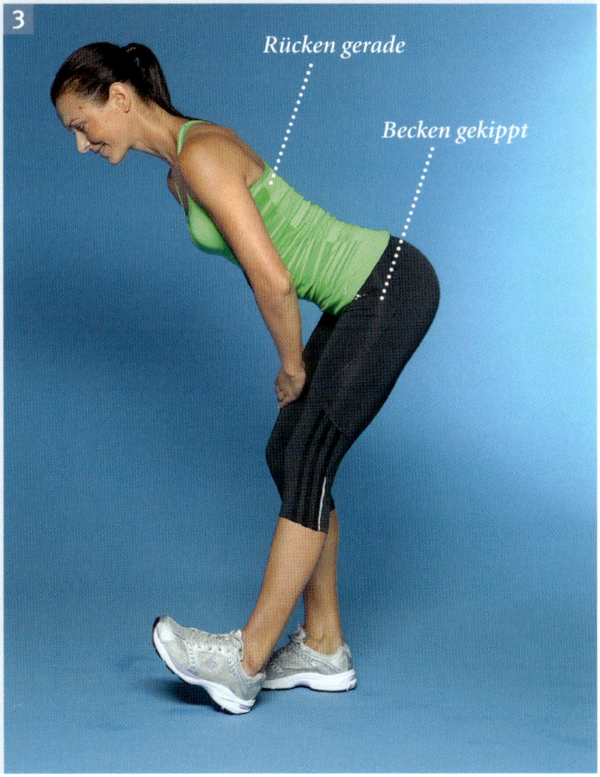

Einbeinkniebeuge, leicht

WIRKUNG
• Eine einfach zu erlernende und sehr wirksame Komplexübung • Das Heben des ganzen Körpergewichts mit einem Bein unterstützt hervorragend die Körperformung des gesamten Unterkörpers, insbesondere der Oberschenkelvorderseite und des Gesäßes

➤ Nehmen Sie eine hohe Schrittstellung ein. Der hintere Fuß wird hüftbreit seitwärts gestellt. Verteilen Sie Ihr Körpergewicht auf beide Beine. Der Körperschwerpunkt liegt zwischen den Beinen. 1

➤ Beugen und strecken Sie beide Beine. Hüft-, Knie- und Sprunggelenk des vorderen Beins müssen in einer geraden Linie bewegt werden. 2

➤ Üben Sie auch mit dem anderen Bein.

SIE BESTIMMEN DIE INTENSITÄT

Sie machen sich die Übung schwerer, wenn Sie die Kniebeuge tief ausführen, und leichter, wenn Sie nicht so tief gehen. Außerdem können Sie mit beiden Varianten, der leichten und der schweren, variieren.

1
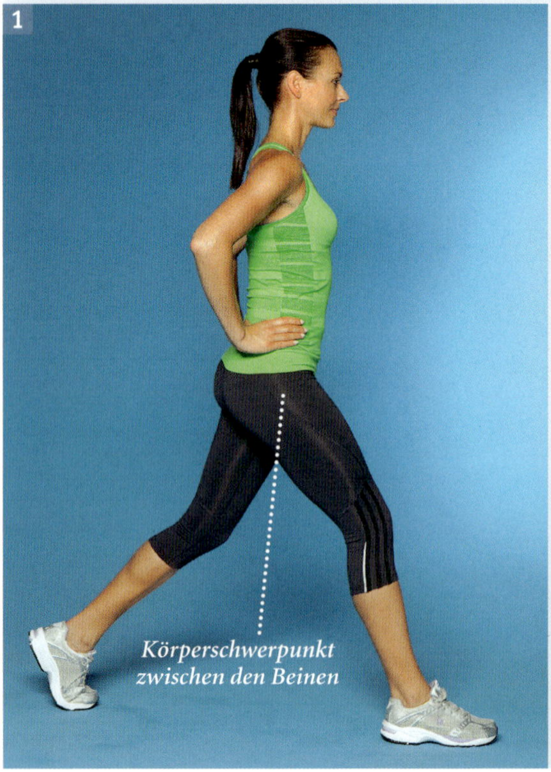

2
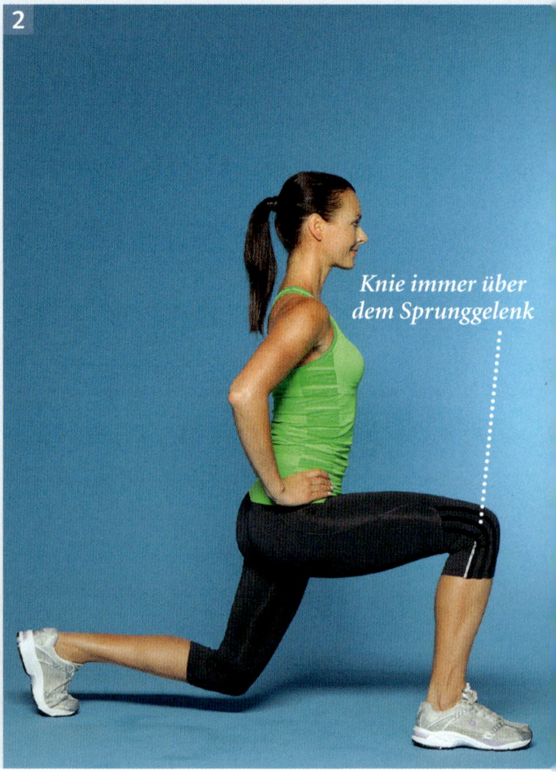

Einbeinkniebeuge, schwer

➤ Stellen Sie sich auf das rechte Bein. Der linke Fuß wird etwa hüftbreit seitwärts und nach hinten versetzt mit dem Fußballen (Fortgeschrittene: Fußspitze) aufgesetzt. Das linke Bein hilft, das Gleichgewicht zu halten, und soll möglichst wenig Gewicht tragen.

➤ Beugen Sie das rechte Bein, bis das linke Knie hüftbreit neben der Ferse des Standbeins den Boden berührt. 3

➤ Richten Sie sich aus der tiefen Einbeinkniebeuge wieder auf. Im höchsten Punkt ist das linke, zurückgesetzte Bein vollständig gestreckt, das rechte Bein bleibt leicht gebeugt und trägt das ganze Körpergewicht.

➤ Gehen Sie langsam und kontinuierlich nach unten und oben. Es erfolgt kein Stopp, weder im tiefsten noch im höchsten Punkt. Atmen Sie jeweils beim Aufrichten aus.

➤ Machen Sie die Übung anschließend auch mit dem anderen Bein.

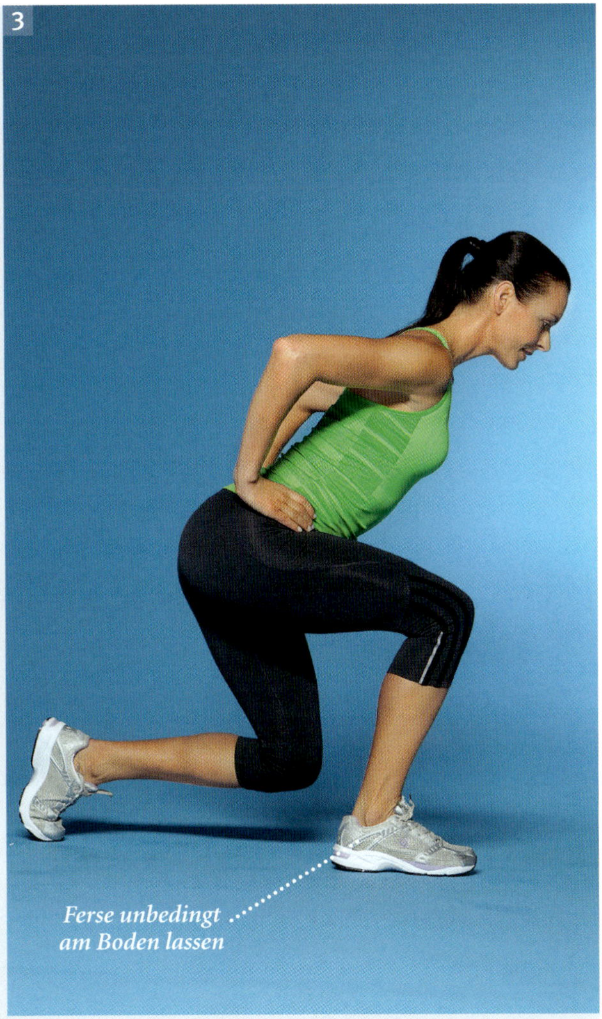

DEHNUNG

Auf die Dehnung kann hier verzichtet werden, weil Sie die geeigneten Dehnübungen im Komplettprogramm bei den Übungen Beinheben (Seite 51), Beckenlift (Seite 53) und Seitlicher Unterarmstütz (Seite 41) bereits ausgeführt haben. Wenn Sie die Einbeinkniebeuge außerhalb des Gesamtprogramms trainieren, empfehlen sich die Dehnübungen auf den genannten Seiten.

Fersenheben, leicht

WIRKUNG
• Formt die Wade und kräftigt die beiden Wadenmuskeln, den zweigelenkigen Zwillingswadenmuskel und den darunter liegenden, eingelenkigen Schollenmuskel

➤ Halten Sie sich mit den Händen an einer Wand oder einem Stuhl fest, um beim Üben nicht das Gleichgewicht zu verlieren.

➤ Stellen Sie sich auf ein Bein und drücken Sie sich in den hohen Ballenstand. 1

➤ Senken Sie die Ferse wieder, bis sie fast den Boden berührt, und heben Sie sie erneut an. Heben und Senken im Wechsel.

➤ Trainieren Sie auch das andere Bein.

SIE BESTIMMEN DIE INTENSITÄT

Sie können die Intensität steuern, indem Sie die Ferse mehr oder weniger hoch anheben. Auch Endkontraktionen verstärken die Wirkung.

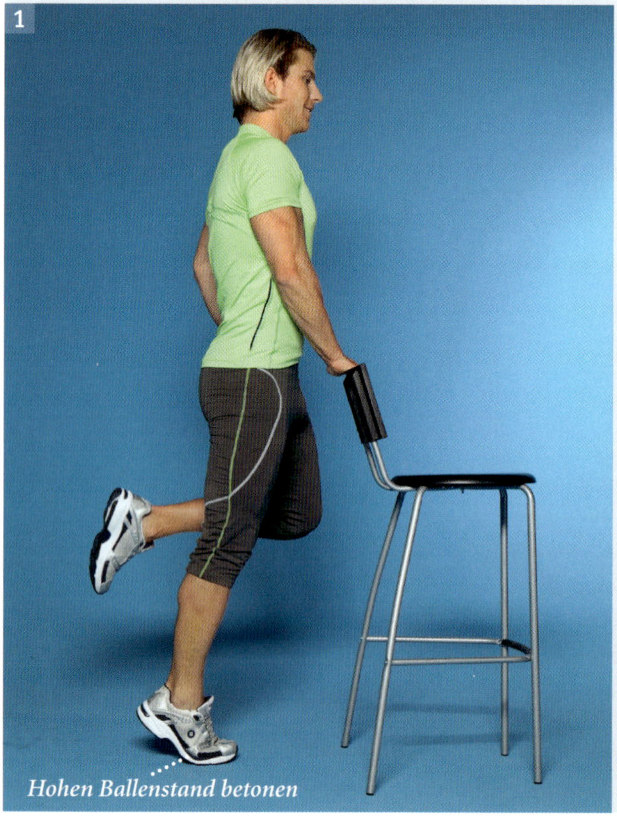
1
Hohen Ballenstand betonen

Fersenheben, schwer

➤ Halten Sie den hohen Ballenstand statisch und intensivieren Sie durch ununterbrochene Endkontraktionen nach oben. 2

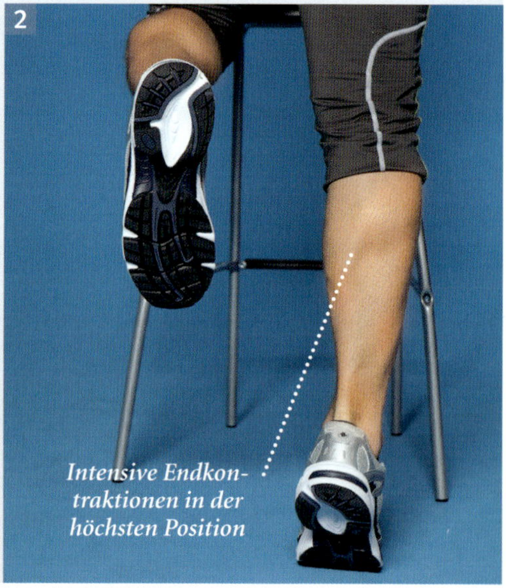
2
Intensive Endkontraktionen in der höchsten Position

3

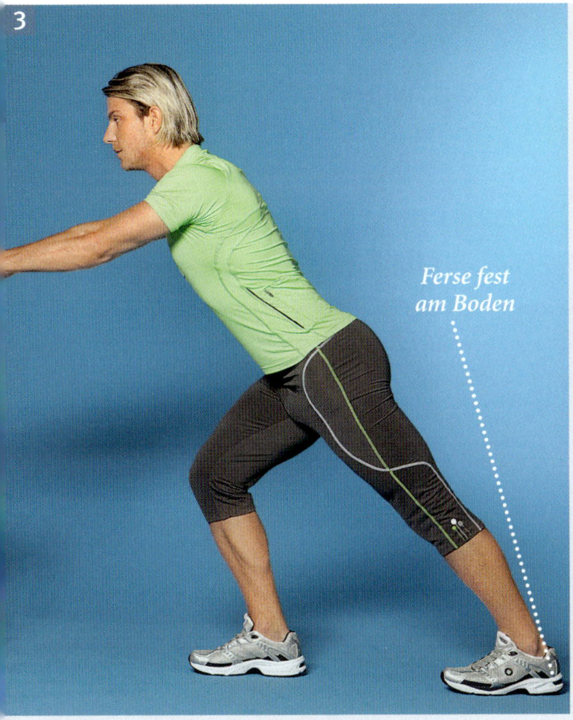

4

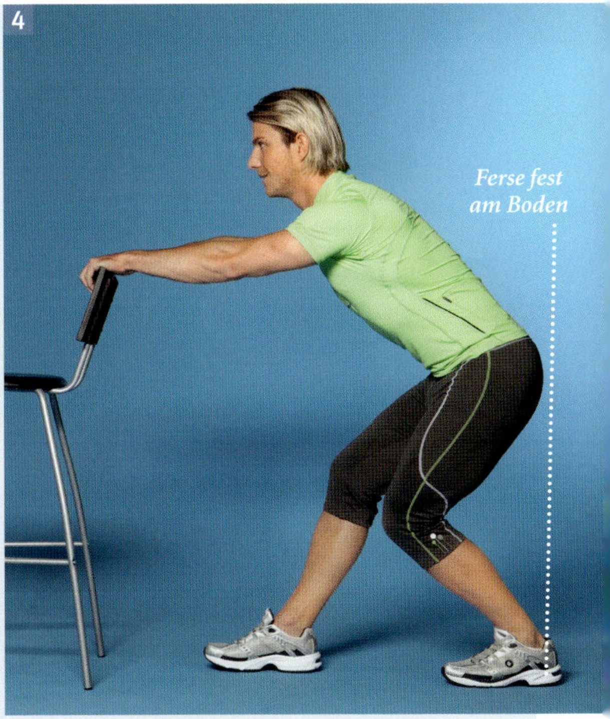

Dehnung der Waden: Zwillingswadenmuskel

➤ Setzen Sie ein Bein einen Schritt vor das andere und stützen Sie die Hände auf einem Stuhl ab. Oder Sie stellen sich frontal im Ausfallschritt vor eine Wand und stemmen beide Hände dagegen. Die Fußspitze des hinteren gestreckten Beines zeigt gerade nach vorn.

➤ Schieben Sie nun die Hüfte nach vorn, bis Sie eine deutliche Dehnung im oberen Bereich der Wade spüren. 3

➤ Intensivieren Sie die Dehnung durch zusätzliche Enddehnungen und dehnen Sie anschließend das andere Bein.

Dehnung der Waden: Schollenmuskel

➤ Bleiben Sie in der Ausgangsstellung der ersten Dehnübung, auf den Stuhl oder an die Wand gestützt. Verlagern Sie den größten Teil des Körpergewichts auf das vordere, leicht gebeugte Bein.

➤ Beugen Sie das Kniegelenk des hinteren Beines maximal und schieben Sie das Knie so weit wie möglich nach vorn. Spüren Sie die Dehnung im unteren Teil der Wade, beim Übergang zur Achillessehne. 4

➤ Dehnen Sie auf die gleiche Weise auch das andere Bein.

AUF EINEN BLICK: DIE 14 MAXXF-KRAFTÜBUNGEN

Hier finden Sie die in diesem Kapitel vorgestellten maxxF-Kraftübungen übersichtlich zusammengestellt. Für die meisten Menschen ist ein Programmdurchgang völlig ausreichend. Fortgeschrittene Trainingsfanatiker können nach ein bis zwei Jahren regelmäßigen Einsatztrainings zwei Programmdurchgänge, also ein Zweisatztraining, und damit ein Mammut-Programm mit einer Dauer von 60 Minuten durchführen. Die Intensität und die Varianten wählen Sie jeweils individuell.
Trainingsumfang: 14 Übungen, 21 Sätze (im Zweisatztraining 42)

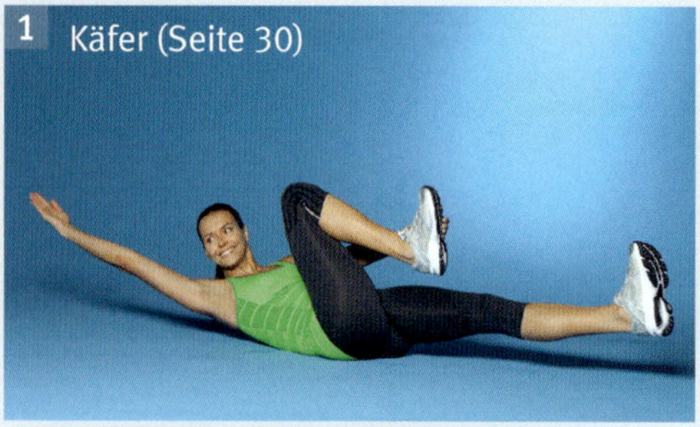
1 Käfer (Seite 30)

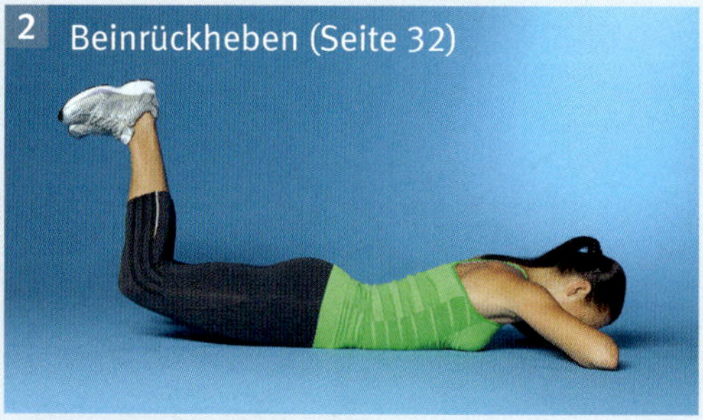
2 Beinrückheben (Seite 32)

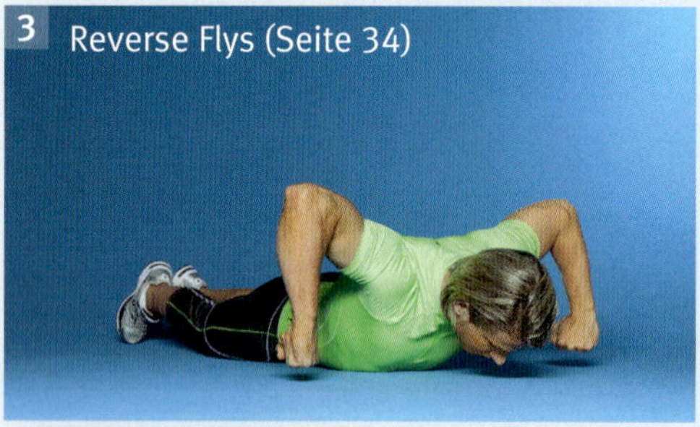
3 Reverse Flys (Seite 34)

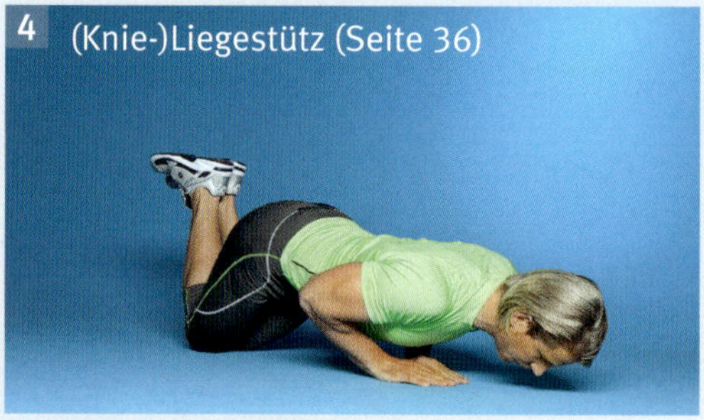
4 (Knie-)Liegestütz (Seite 36)

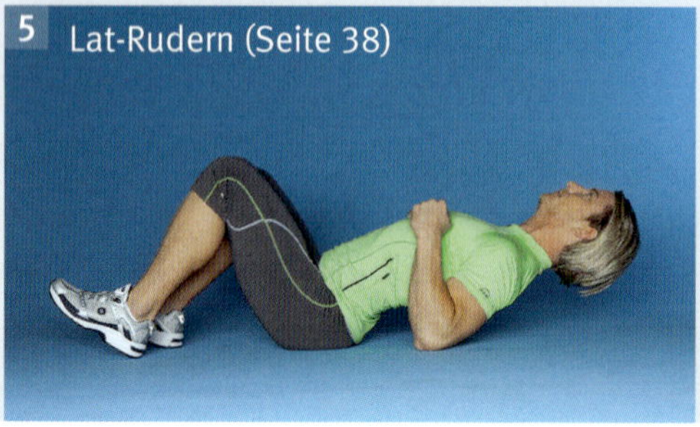
5 Lat-Rudern (Seite 38)

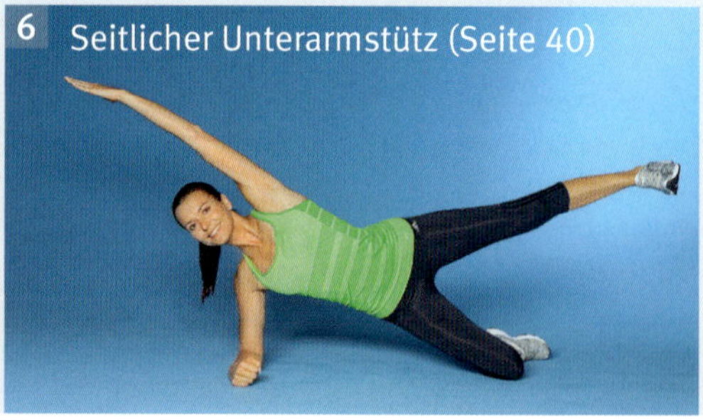
6 Seitlicher Unterarmstütz (Seite 40)

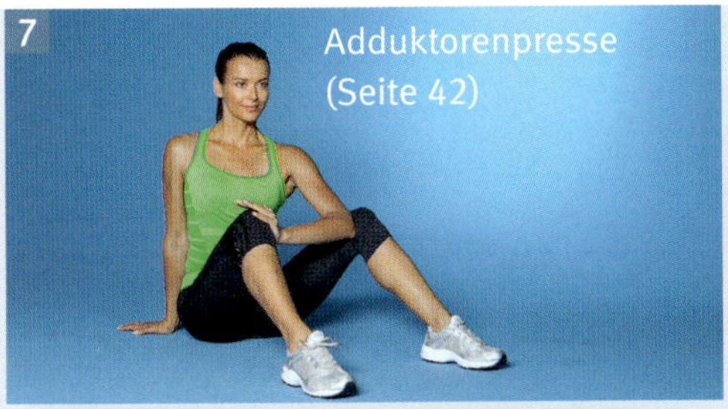

7 Adduktorenpresse (Seite 42)

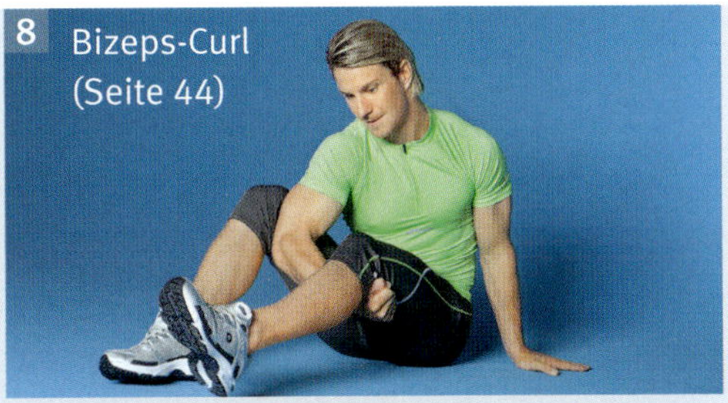

8 Bizeps-Curl (Seite 44)

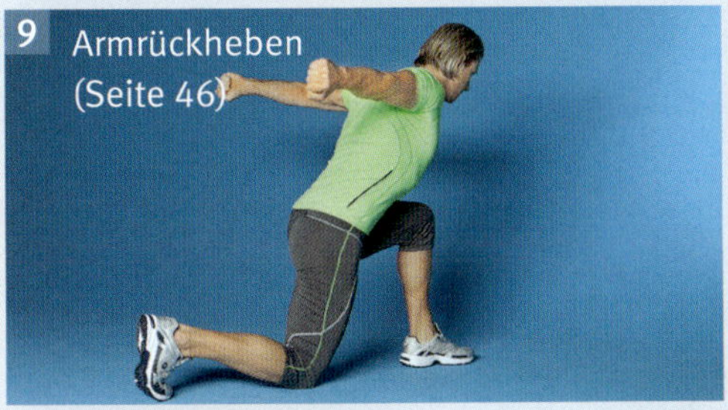

9 Armrückheben (Seite 46)

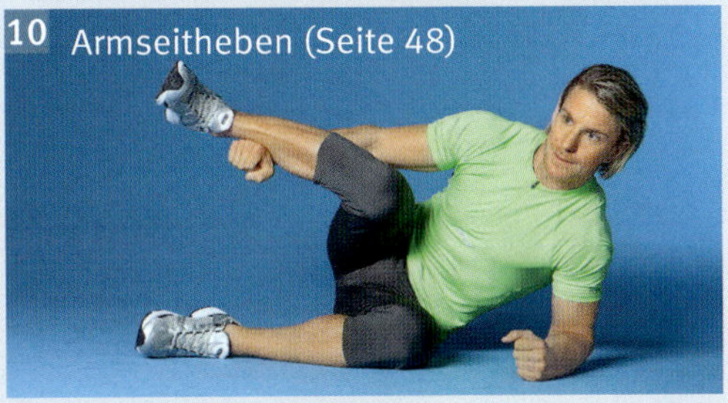

10 Armseitheben (Seite 48)

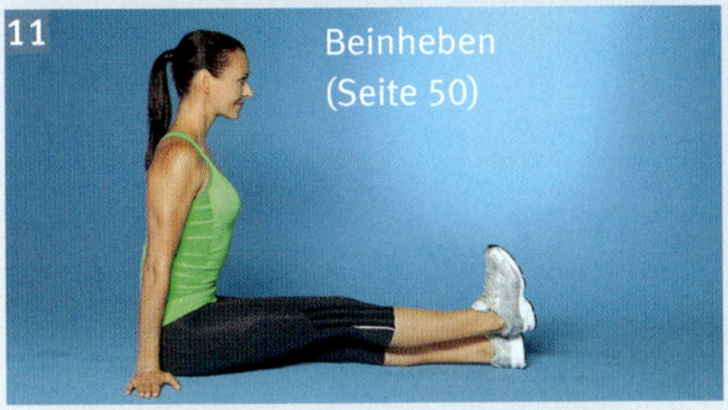

11 Beinheben (Seite 50)

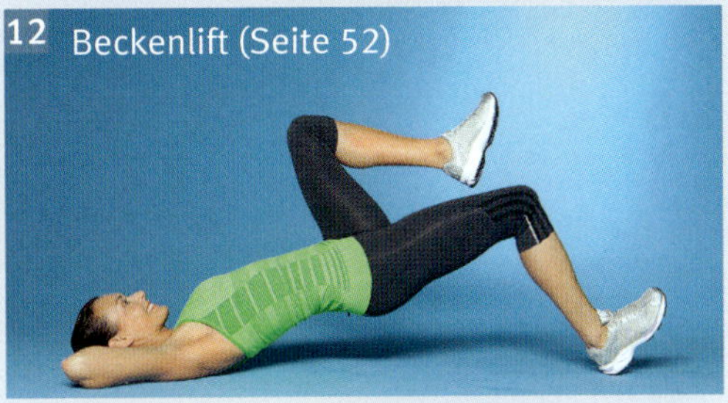

12 Beckenlift (Seite 52)

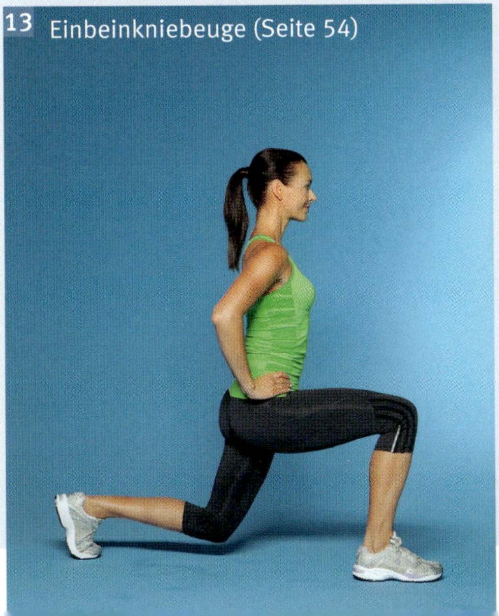

13 Einbeinkniebeuge (Seite 54)

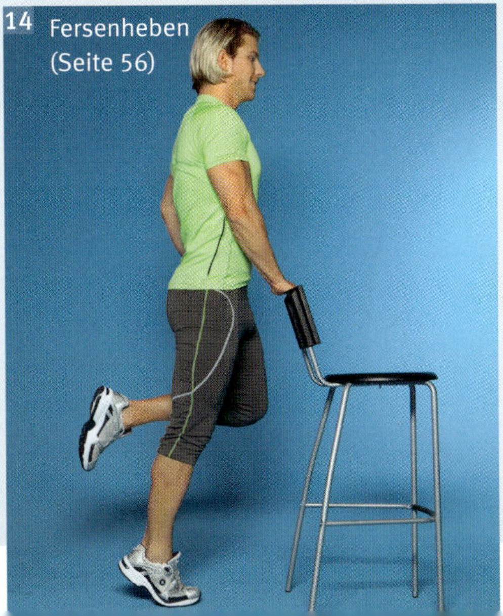

14 Fersenheben (Seite 56)

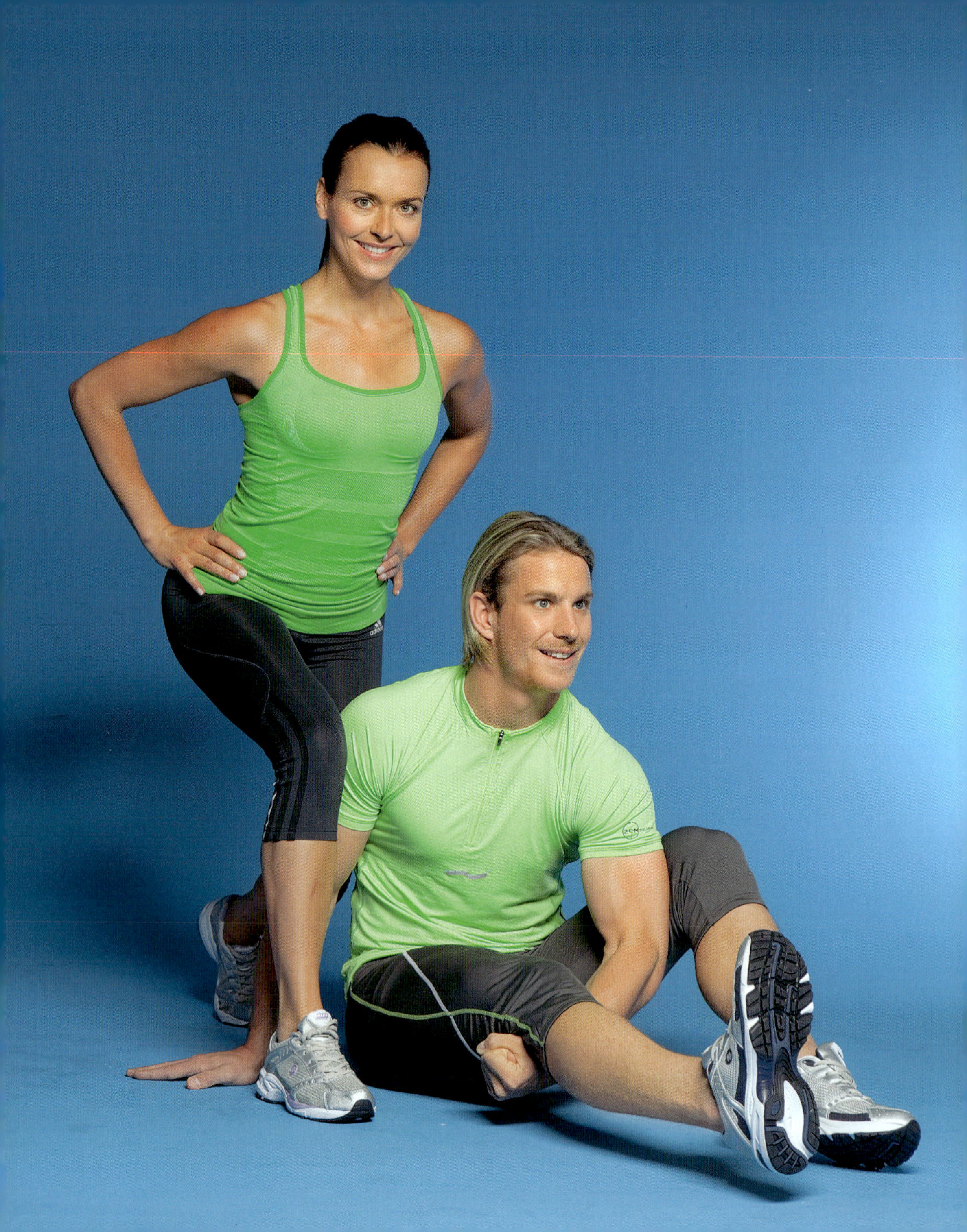

PROGRAMME UND TESTS – ALLES FÜR IHR TRAINING

Effizientes Training setzt zwei Dinge voraus: die richtigen Übungsfolgen und ausreichend Motivation. Beides liefert Ihnen dieses Kapitel: Erprobte Trainingsprogramme für unterschiedliche Ziele und Zeitbudgets, dazu Tests, mit denen Sie objektiv Ihre Fortschritte messen können – um dann mit noch mehr Schwung dranzubleiben. Wählen Sie aus, was zu Ihnen passt!

MAXXF-PROGRAMME

Hier finden Sie Kraft-, Kombi- und Dehnprogramme für alle Lebenslagen. Schauen Sie sich, bevor Sie mit diesen Programmen trainieren, die genauen Informationen allgemein zum maxxF-Training im Kapitel 1 an und probieren Sie die detaillierten Angaben zu den einzelnen Übungen in Kapitel 2 aus. Dann können Sie die volle Effizienz der Trainingsmethode nutzen und sich perfekt in Form bringen.

Das 5-Minuten-Mini-Programm für Eilige:

»Sehr kurz und sehr effektiv«

Kürzer geht es nicht – und doch sind die wichtigsten Muskeln erfasst. Das Programm für zwischendurch trainiert effektiv den unteren Rücken, das Gesäß, die Oberschenkel, die Brust, den Trizeps und den vorderen Anteil des Deltamuskels. Was will man mehr?

Trainingsumfang: 3 Übungen 1 bis 3, 4 Sätze

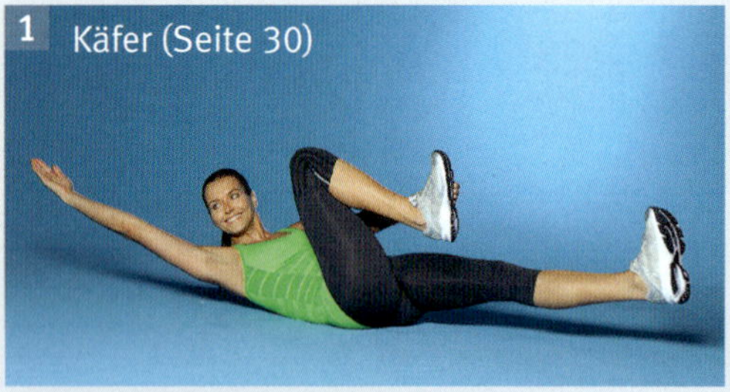

1 Käfer (Seite 30)

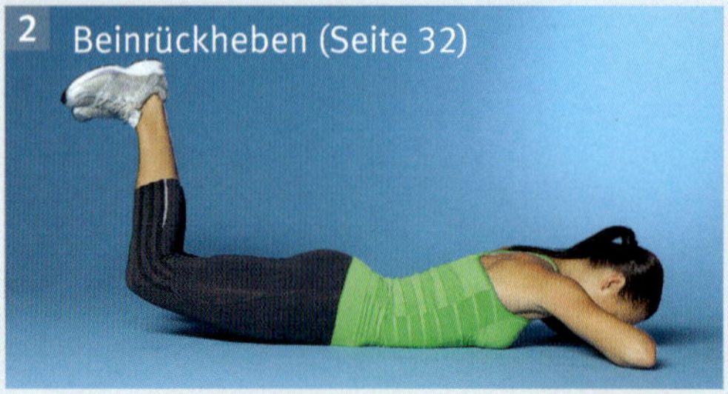

2 Beinrückheben (Seite 32)

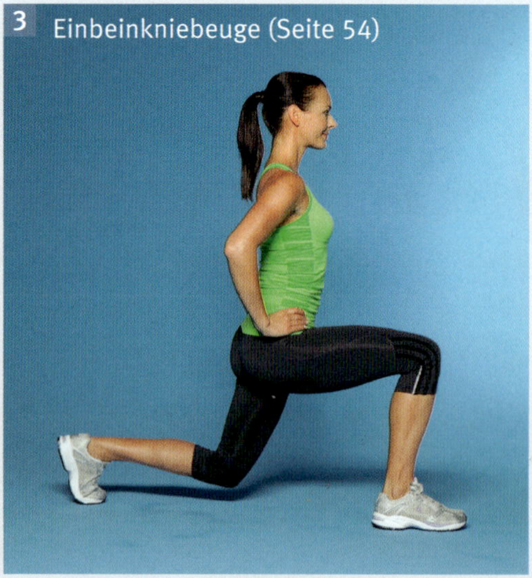

3 Einbeinkniebeuge (Seite 54)

Das sanfte 10-Minuten-Kurzprogramm für den vorsichtigen Einsteiger:

»Aller Anfang ist leicht«

Weder Intensität noch Umfang des Trainings sind am Anfang ausschlaggebend, sondern die Regelmäßigkeit. Dieses Programm macht Ihnen den Einstieg und das Dabeibleiben leicht: nur 10 Minuten und leichte Übungsvarianten.

Trainingsumfang: 6 Übungen 1 bis 6, 8 Sätze

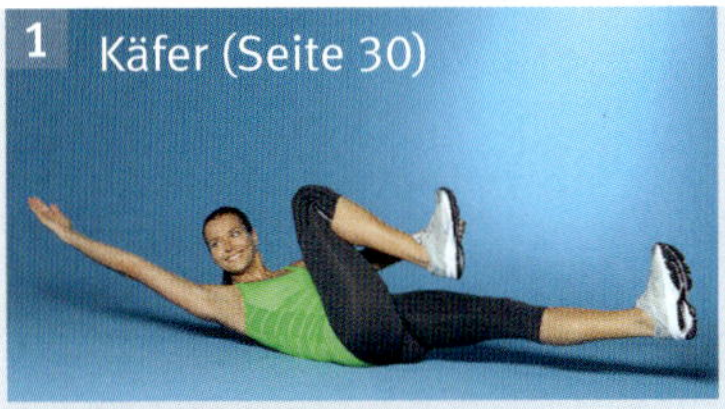

1 Käfer (Seite 30)

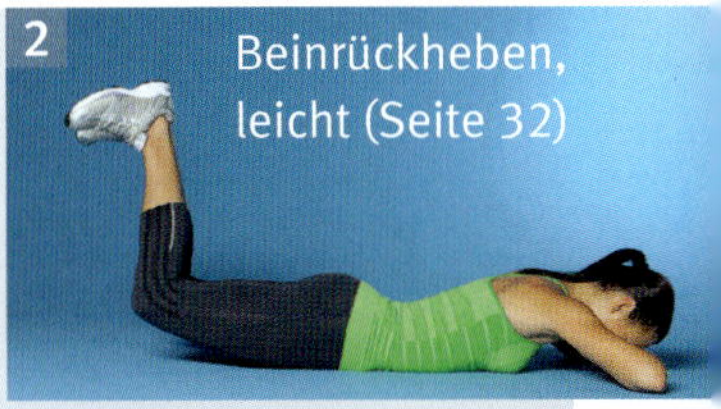

2 Beinrückheben, leicht (Seite 32)

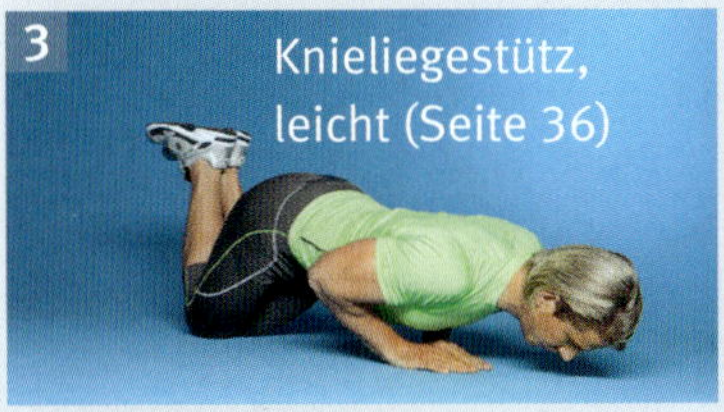

3 Knieliegestütz, leicht (Seite 36)

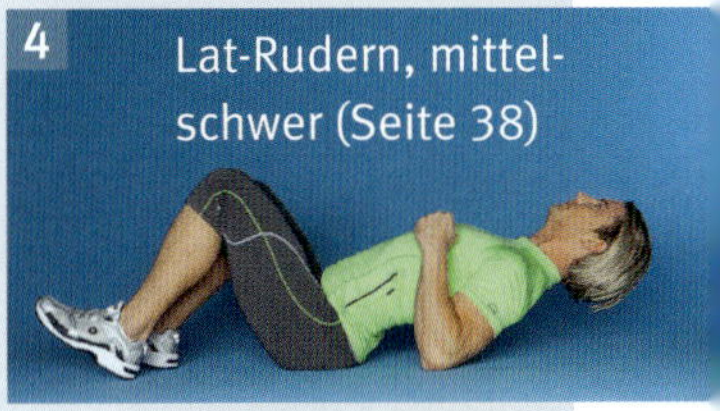

4 Lat-Rudern, mittelschwer (Seite 38)

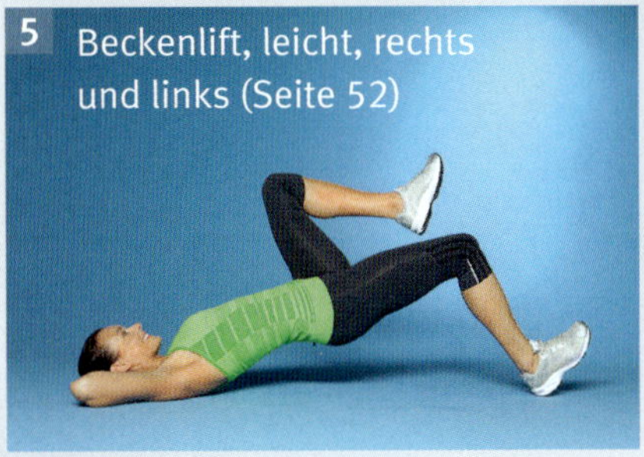

5 Beckenlift, leicht, rechts und links (Seite 52)

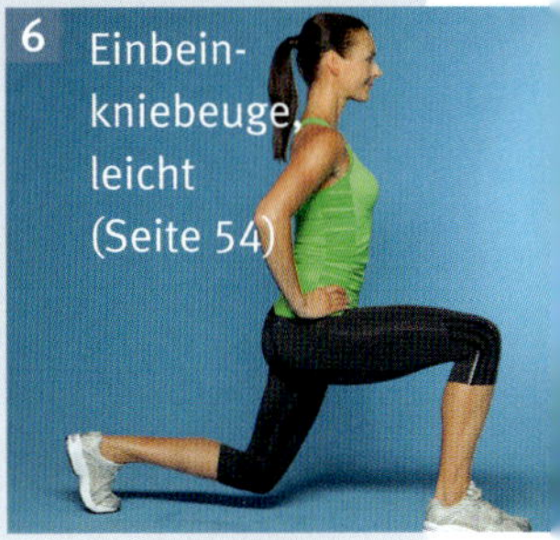

6 Einbeinkniebeuge, leicht (Seite 54)

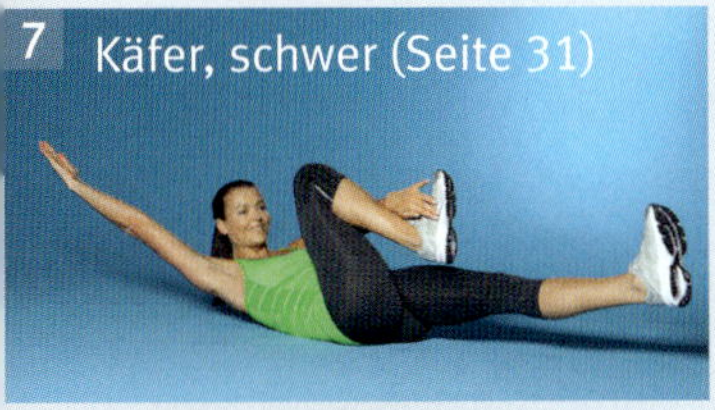

7 Käfer, schwer (Seite 31)

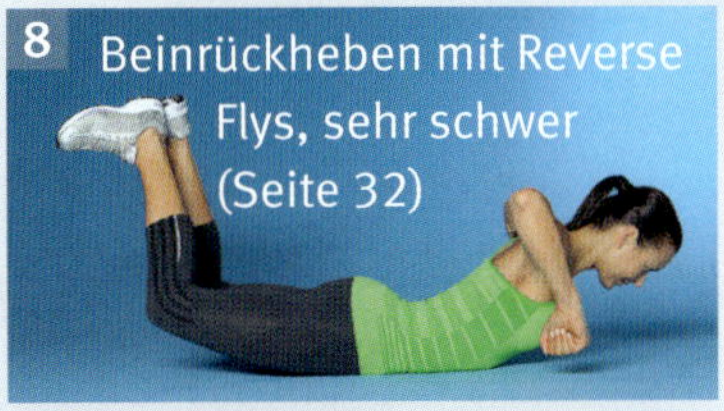

8 Beinrückheben mit Reverse Flys, sehr schwer (Seite 32)

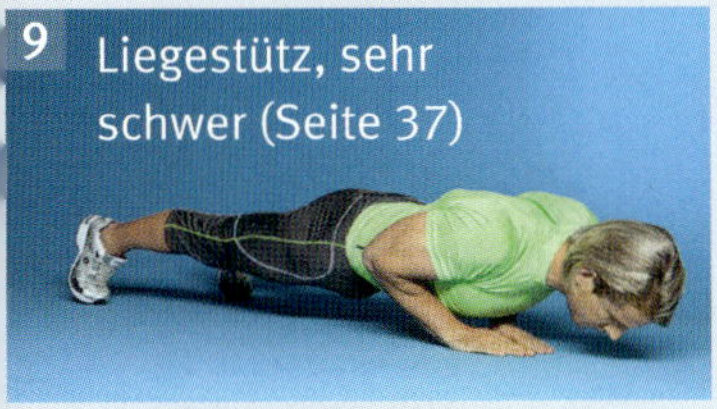

9 Liegestütz, sehr schwer (Seite 37)

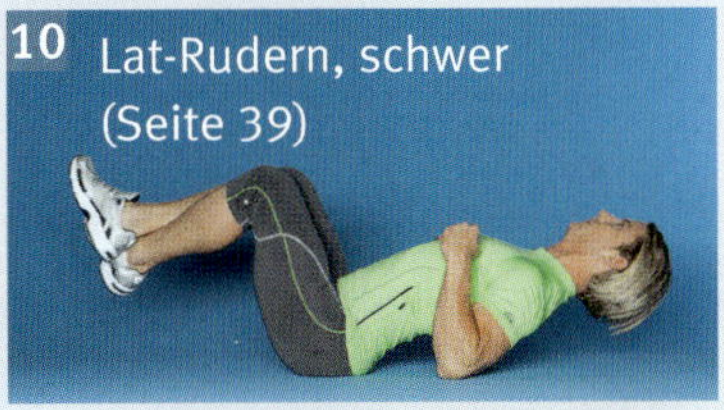

10 Lat-Rudern, schwer (Seite 39)

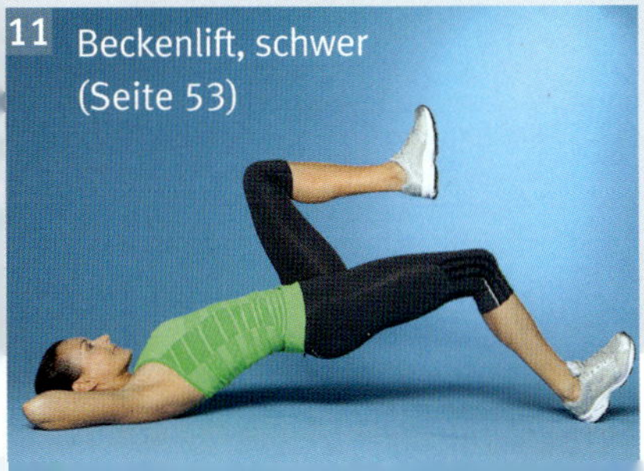

11 Beckenlift, schwer (Seite 53)

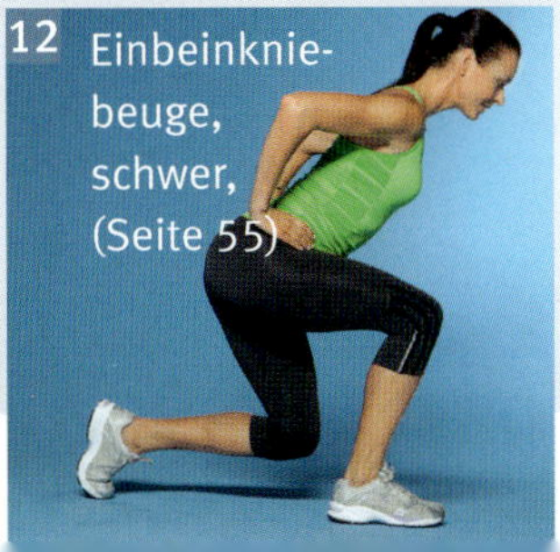

12 Einbeinkniebeuge, schwer, (Seite 55)

Das 10-Minuten-Programm für Fortgeschrittene:

»Kurz, hart, effektiv«

Gesteigerte Intensität, und damit eine echte Herausforderung – der Lohn ist optimaler Trainingsfortschritt.

Trainingsumfang: 6 Übungen 7 bis 12, 8 Sätze (im Zweisatztraining 16)

Das 15-Minuten-Programm:
»Rückenschmerz ade«

Schon wenige maxxF-Trainingseinheiten zeigen in der Regel positive Ergebnisse. Wunder dauern manchmal etwas länger, doch bei konsequentem Training werden die meisten Menschen beschwerdefrei. Holen Sie sich bei bestehenden Problemen zuerst »grünes Licht« von Ihrem Arzt!

Trainingsumfang: 7 Übungen 1 bis 7, 9 Sätze

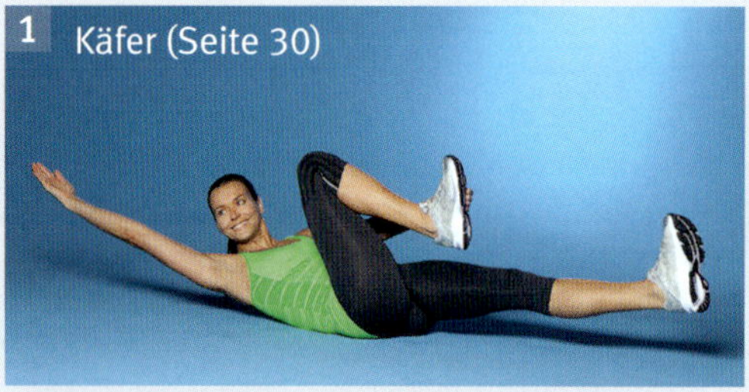
1 Käfer (Seite 30)

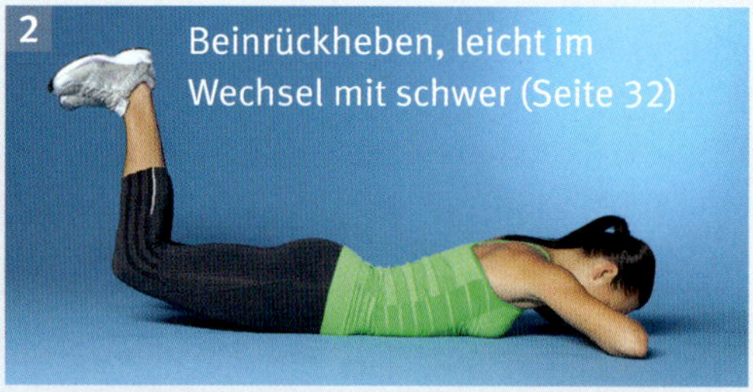
2 Beinrückheben, leicht im Wechsel mit schwer (Seite 32)

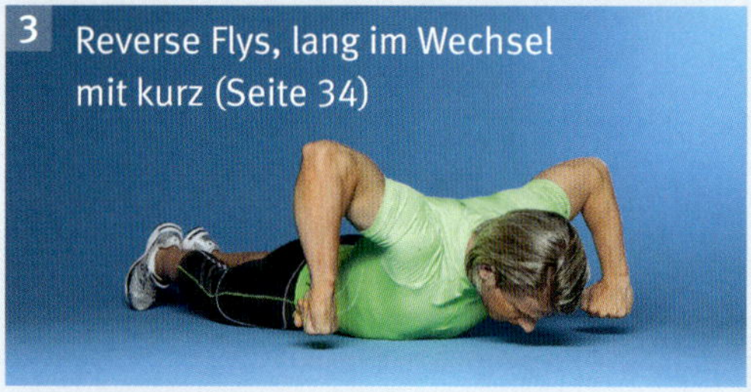
3 Reverse Flys, lang im Wechsel mit kurz (Seite 34)

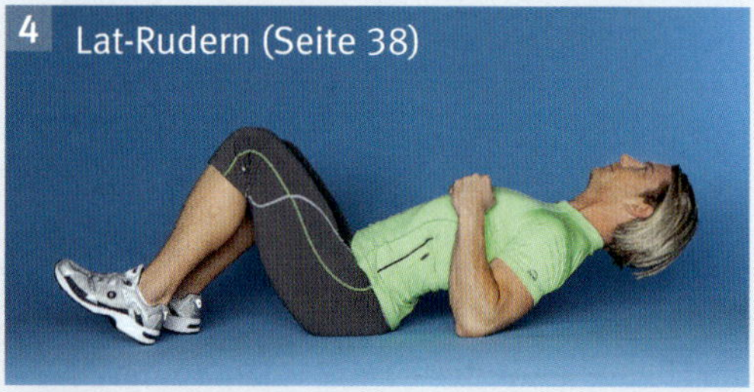
4 Lat-Rudern (Seite 38)

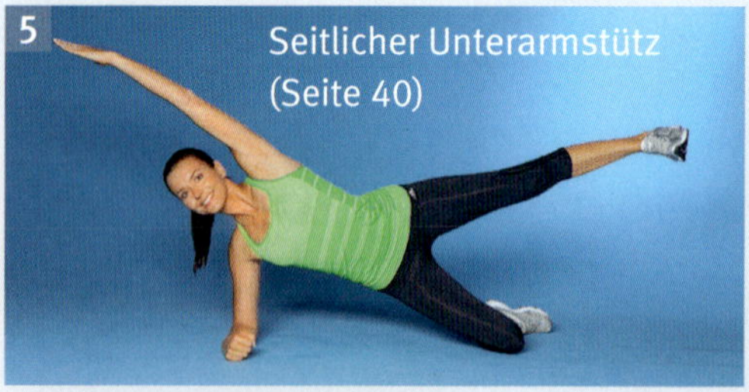
5 Seitlicher Unterarmstütz (Seite 40)

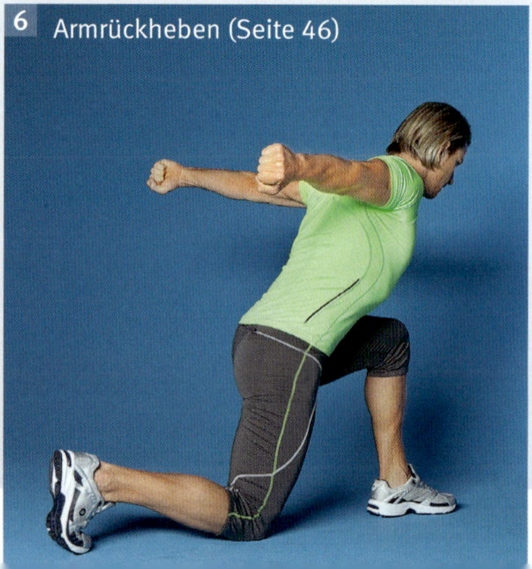
6 Armrückheben (Seite 46)

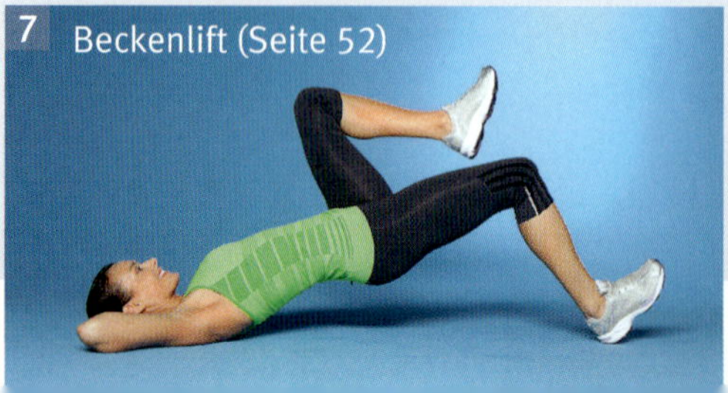
7 Beckenlift (Seite 52)

Das 30-Minuten-Zweisatzprogramm für Bauch, Beine, Po: »Problemzonenkiller«

Die effektivste Figurformung, die man sich vorstellen kann. Bei Zeitknappheit absolvieren Sie nur einen Programmdurchgang, der dann 15 Minuten dauert.

Trainingsumfang: 7 Übungen 1 bis 7, 24 Sätze im Zweisatztraining (12 Übungen im Einsatztraining)

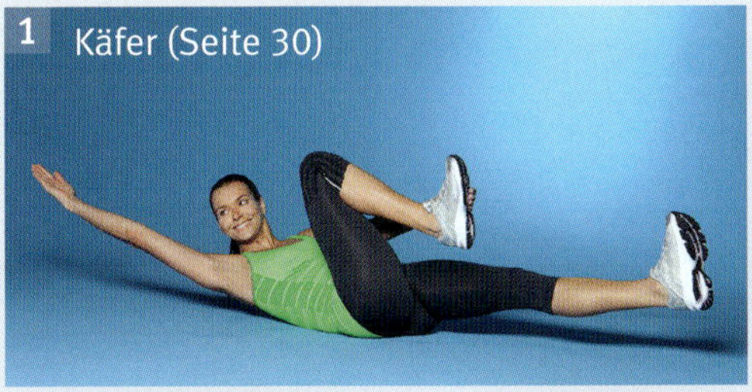
1 Käfer (Seite 30)

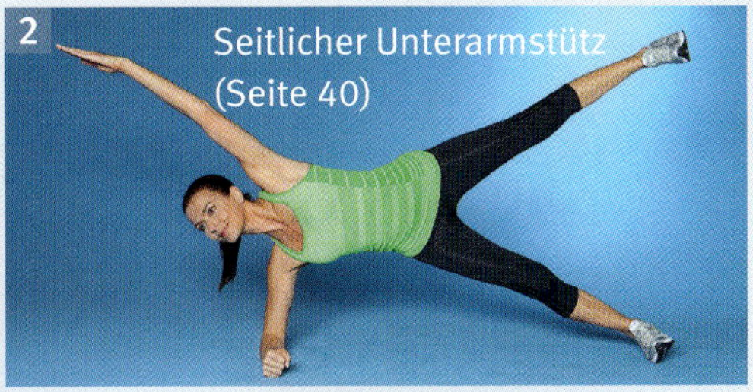
2 Seitlicher Unterarmstütz (Seite 40)

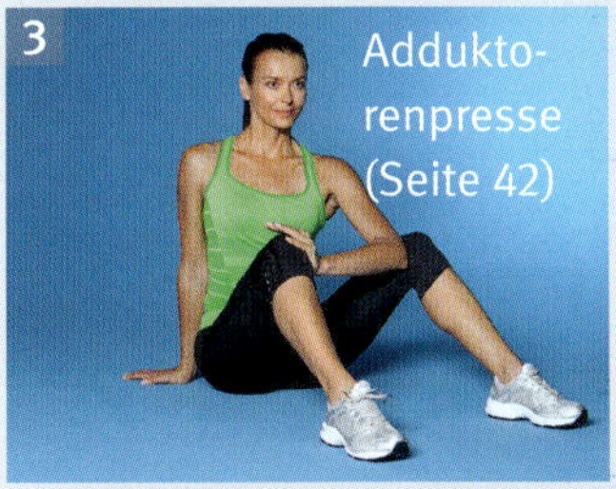
3 Adduktorenpresse (Seite 42)

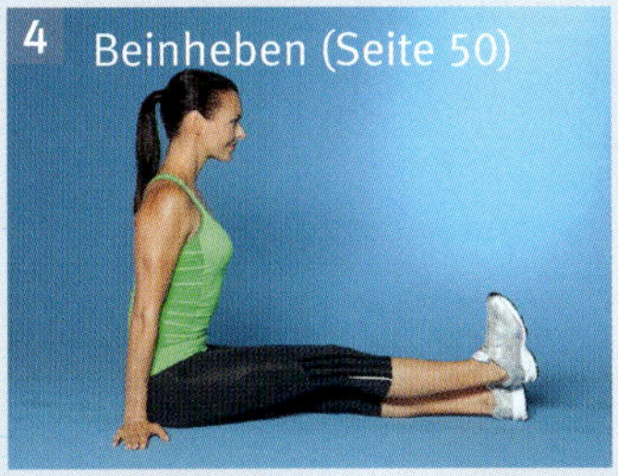
4 Beinheben (Seite 50)

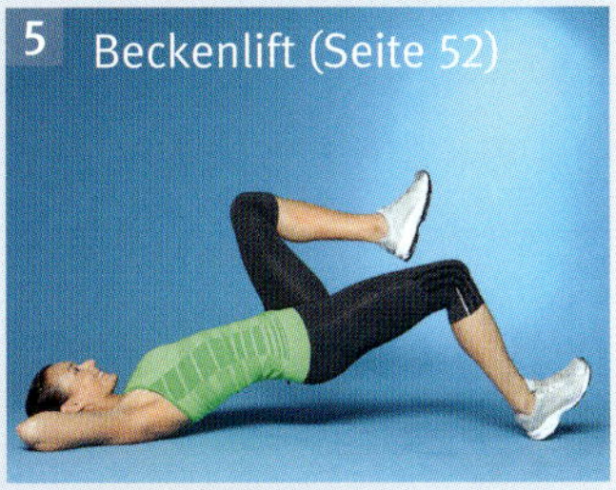
5 Beckenlift (Seite 52)

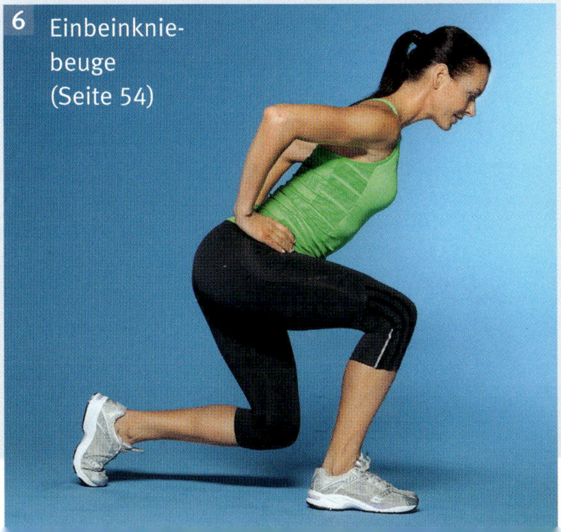
6 Einbeinkniebeuge (Seite 54)

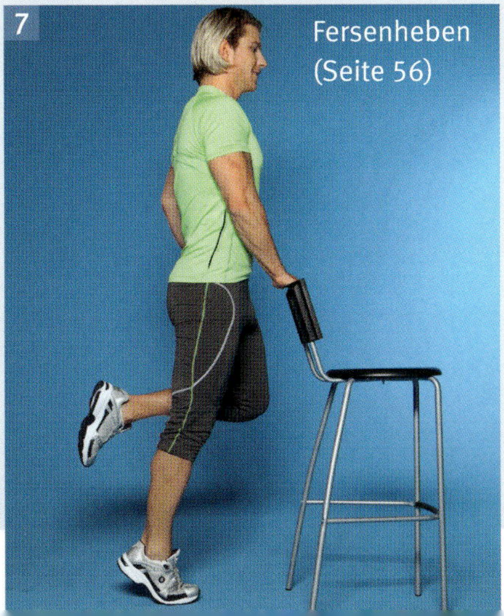
7 Fersenheben (Seite 56)

Das 15-Minuten-Kombiprogramm für Kräftigung und Dehnung:

»Kurz, komplett, effektiv«

Einsteiger wählen die leichten Varianten der Kraftübungen und eine sanfte, entspannte Dehnung. Als Geübter können Sie dieses Programm auch für ein kurzes Intensivtraining nutzen. Sie wählen dann die Kraftvarianten, die Sie gerade noch korrekt schaffen, und dehnen intensiv für einen zusätzlichen Kraftaufbau.

Trainingsumfang: je 5 Kraft- und Dehnübungen 1 bis 10, 6 Kraft- und 9 Dehnsätze.

Dehndauer pro Übung: etwa 20 Sekunden bei sanfter und 30 Sekunden bei intensiver Dehnung

GILT FÜR ALLE PROGRAMME:
Manche Übungen und Dehnungen müssen nach rechts und nach links ausgeführt werden. Wundern Sie sich daher nicht, wenn die Zahl der Übungen in den Programmen ab und an nicht mit der Zahl der Sätze übereinstimmt. Beim 15-Minuten-Kombiprogramm beispielsweise ergeben 5 Kraftübungen 6 Sätze, da die Einbeinkniebeuge mit beiden Beinen geübt wird. Auch manche Dehnung wird nach rechts und links geübt.

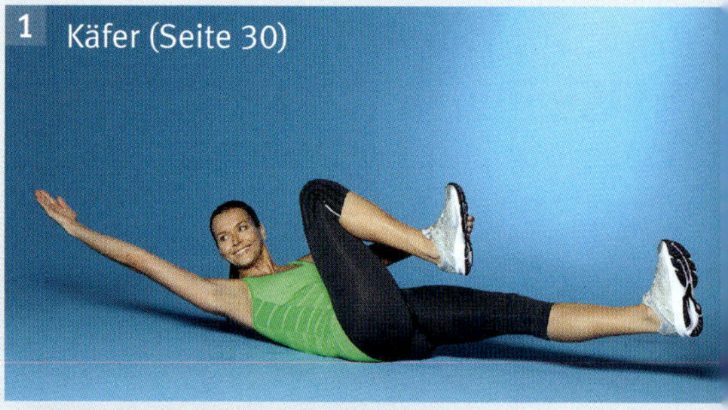
1 Käfer (Seite 30)

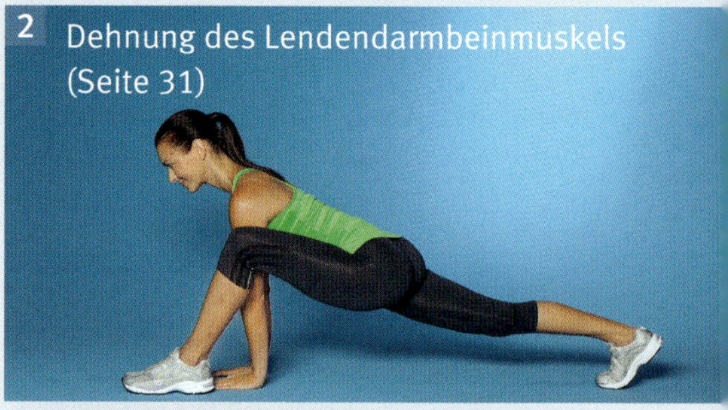
2 Dehnung des Lendendarmbeinmuskels (Seite 31)

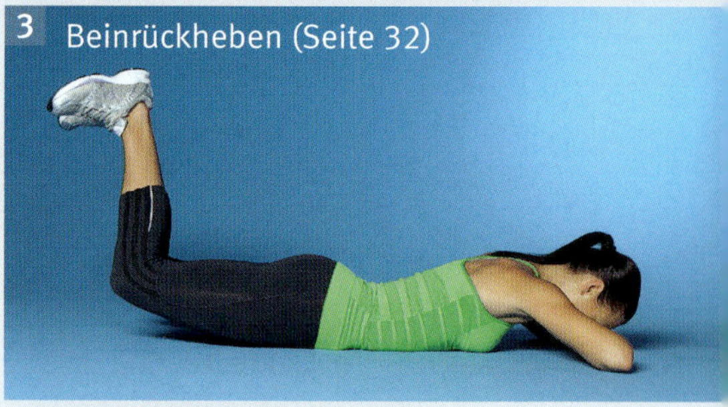
3 Beinrückheben (Seite 32)

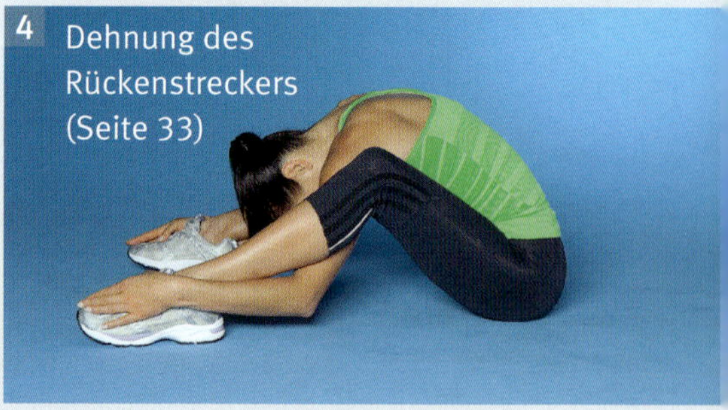
4 Dehnung des Rückenstreckers (Seite 33)

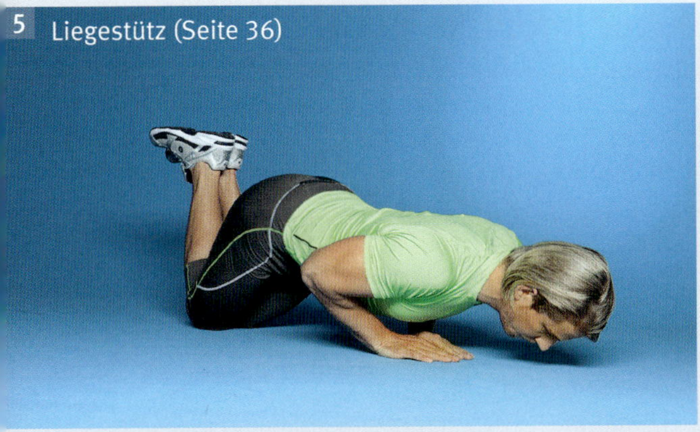

5 Liegestütz (Seite 36)

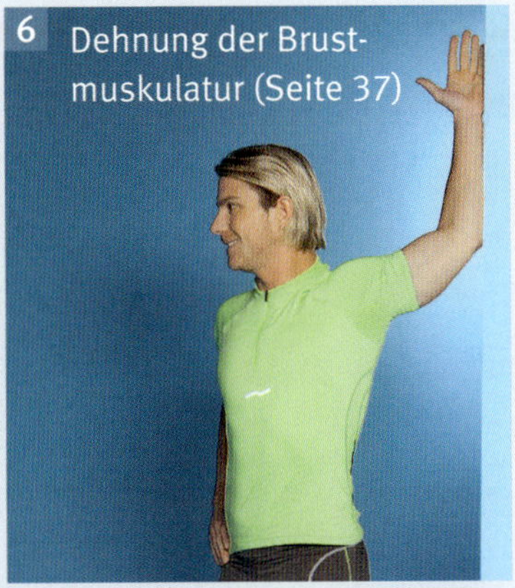

6 Dehnung der Brustmuskulatur (Seite 37)

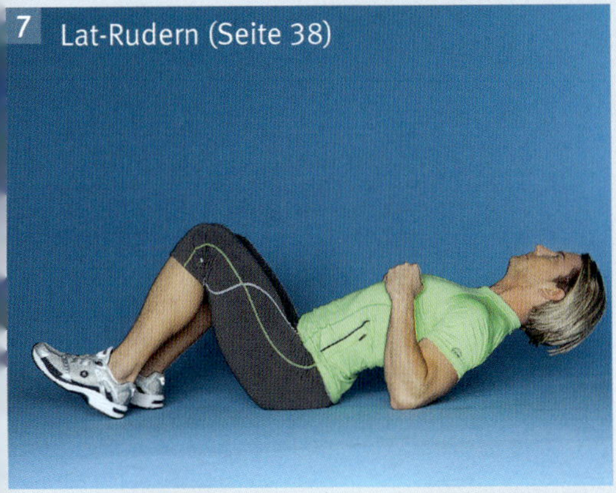

7 Lat-Rudern (Seite 38)

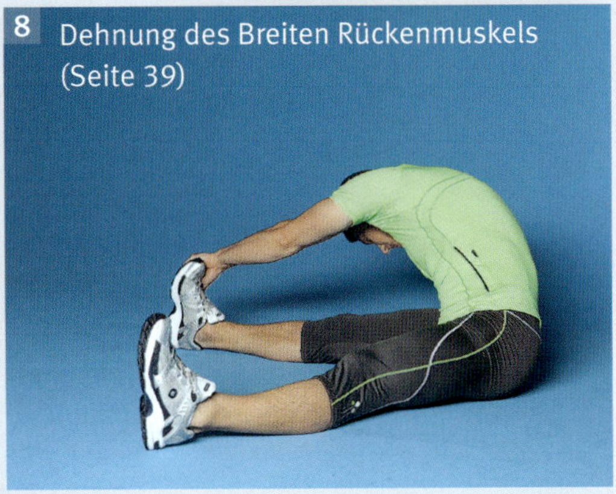

8 Dehnung des Breiten Rückenmuskels (Seite 39)

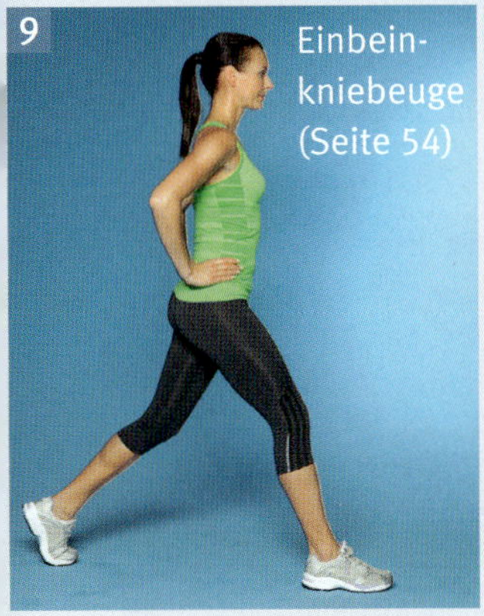

9 Einbeinkniebeuge (Seite 54)

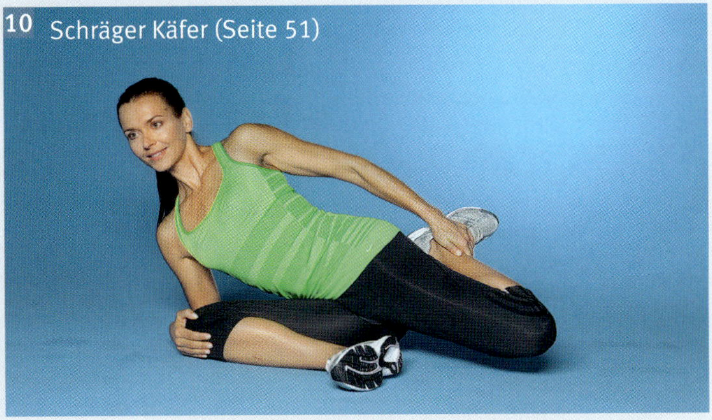

10 Schräger Käfer (Seite 51)

Das 25-Minuten-Rücken-Kombiprogramm:

»Das tut dem Rücken gut«

Hier bietet sich eine moderate bis intensive Kräftigung und vor allem zu Beginn eine eher sanfte Dehnung an. Beobachten Sie stets sorgsam die Belastungsverträglichkeit Ihres Rückens.

Trainingsumfang: Je 7 Kraft- und Dehnübungen 1 bis 14, 10 Kraft- und 12 Dehnsätze

Dehndauer pro Übung: etwa 20 Sekunden

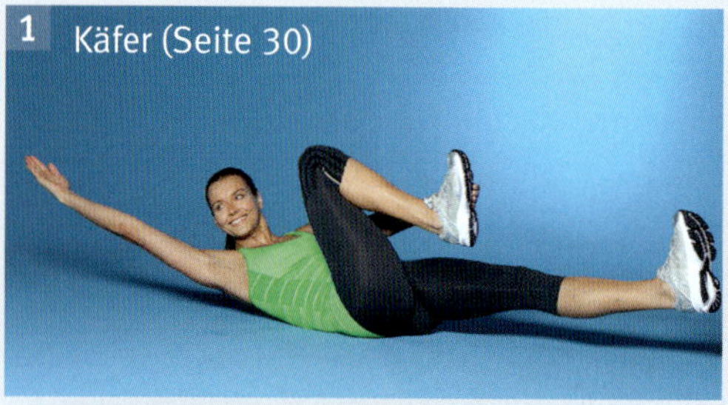

1 Käfer (Seite 30)

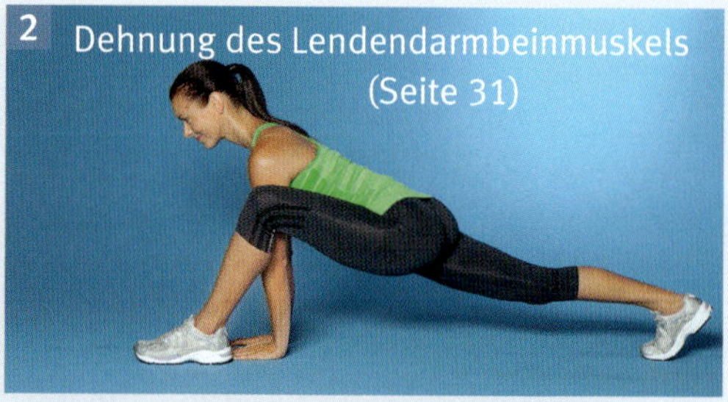

2 Dehnung des Lendendarmbeinmuskels (Seite 31)

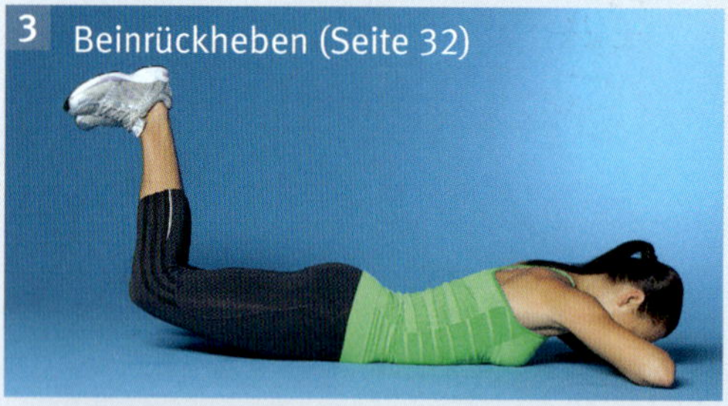

3 Beinrückheben (Seite 32)

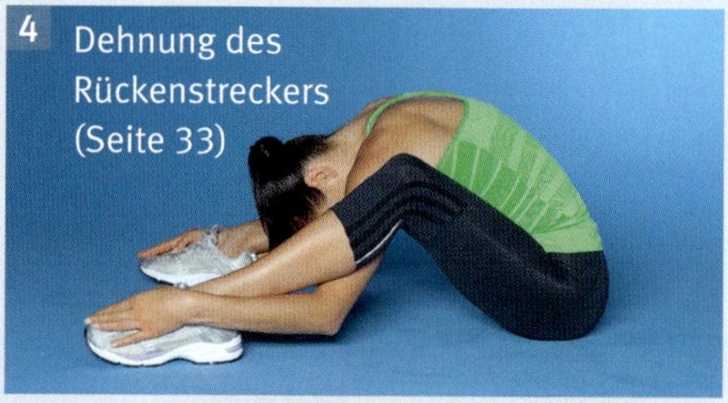

4 Dehnung des Rückenstreckers (Seite 33)

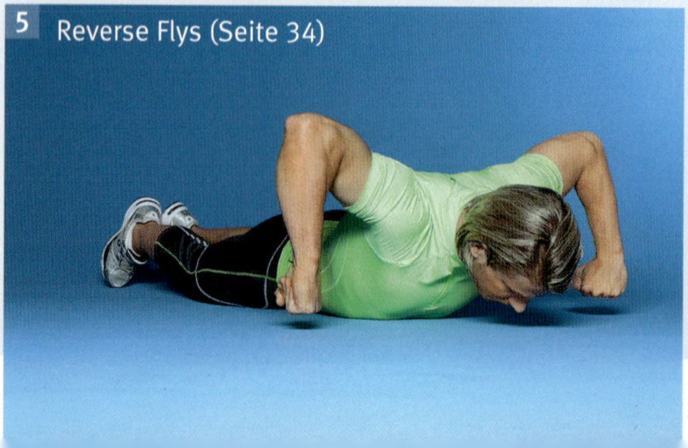

5 Reverse Flys (Seite 34)

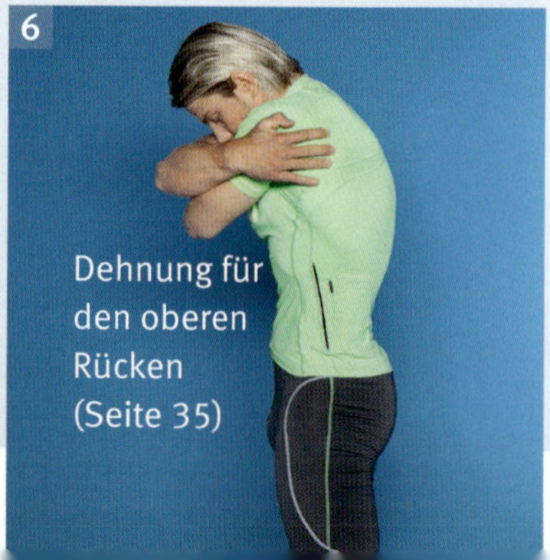

6 Dehnung für den oberen Rücken (Seite 35)

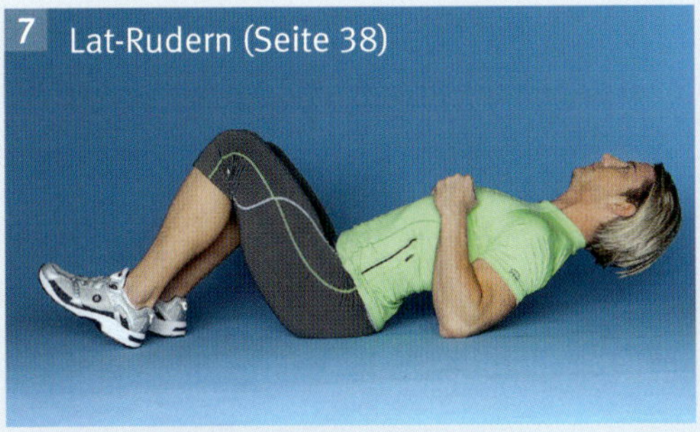
7 Lat-Rudern (Seite 38)

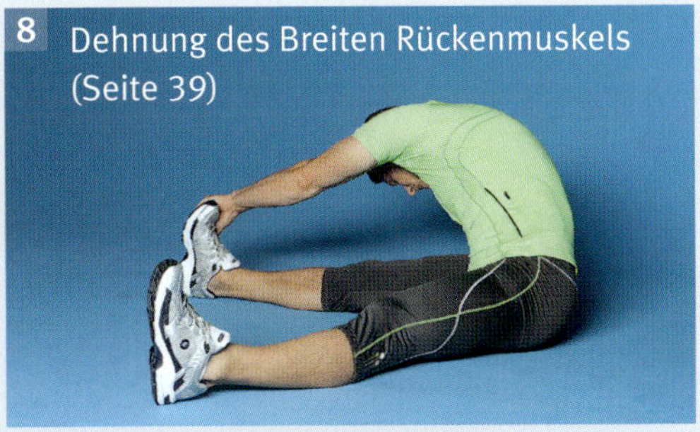
8 Dehnung des Breiten Rückenmuskels (Seite 39)

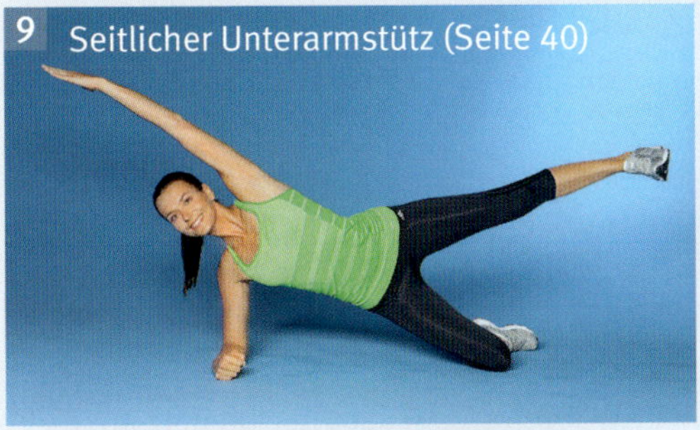
9 Seitlicher Unterarmstütz (Seite 40)

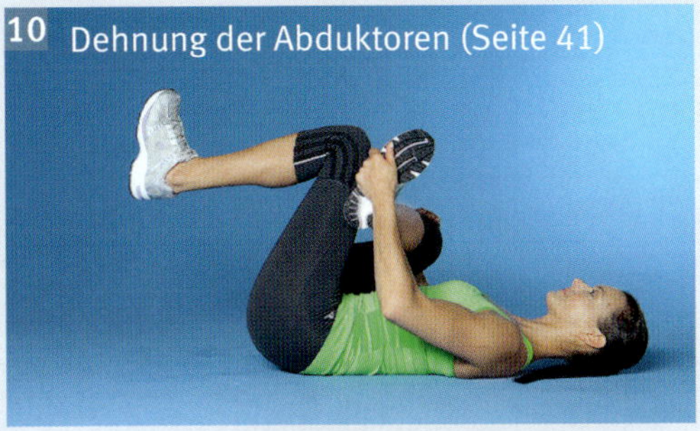
10 Dehnung der Abduktoren (Seite 41)

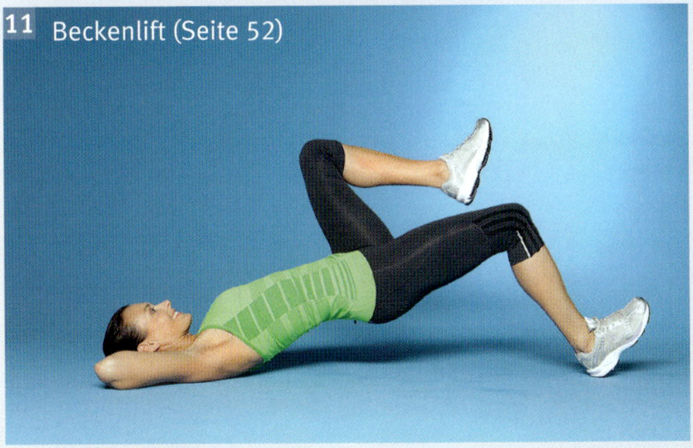
11 Beckenlift (Seite 52)

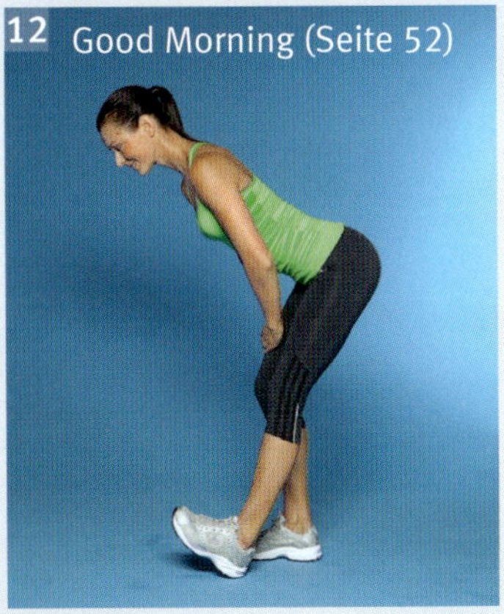
12 Good Morning (Seite 52)

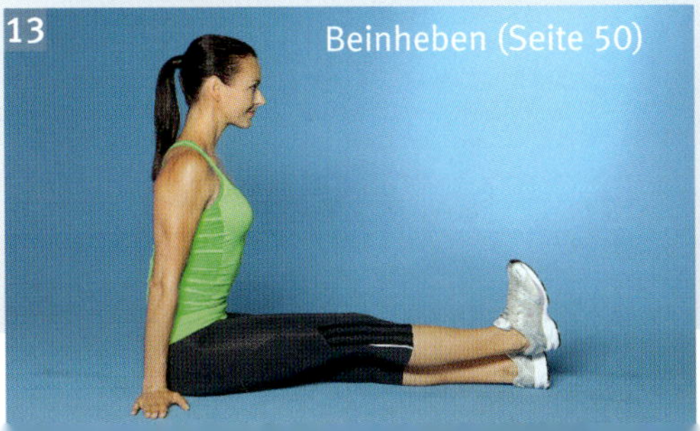
13 Beinheben (Seite 50)

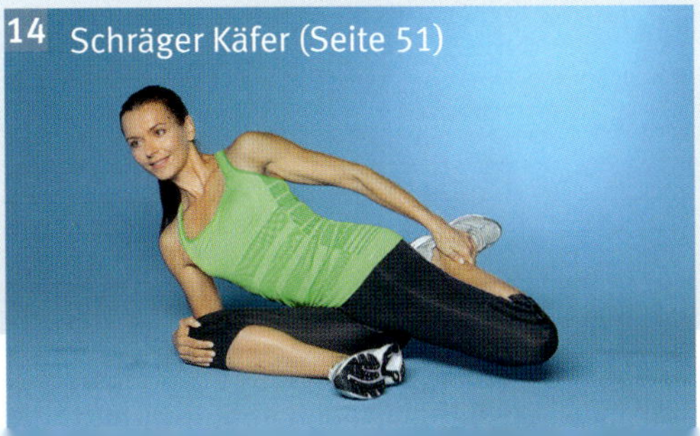
14 Schräger Käfer (Seite 51)

Das 25-Minuten-Kombiprogramm: »Maximale Kraft- und Beweglichkeitsverbesserung«

Für dieses Programm wurden fast nur Übungen ausgewählt, für die Dehnübungen zur Verfügung stehen, die sich für Intensivdehnungen eignen. Die individuell schwerste Kraftübung, kombiniert mit einer intensiven Dehnung – das verspricht maximalen Kraftzuwachs.

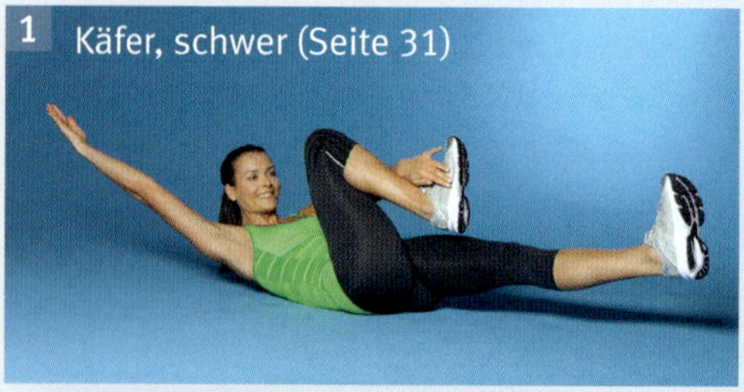

1 Käfer, schwer (Seite 31)

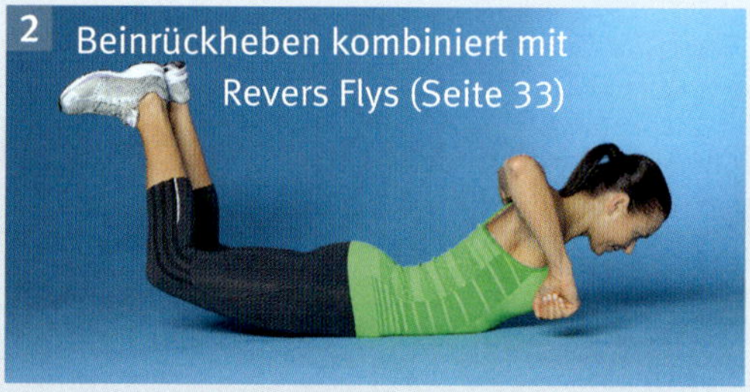

2 Beinrückheben kombiniert mit Revers Flys (Seite 33)

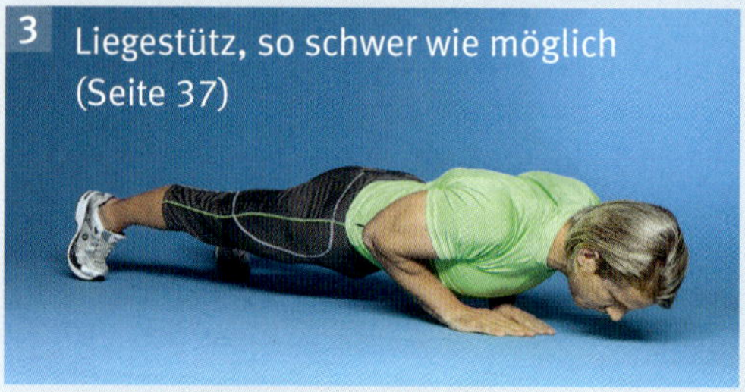

3 Liegestütz, so schwer wie möglich (Seite 37)

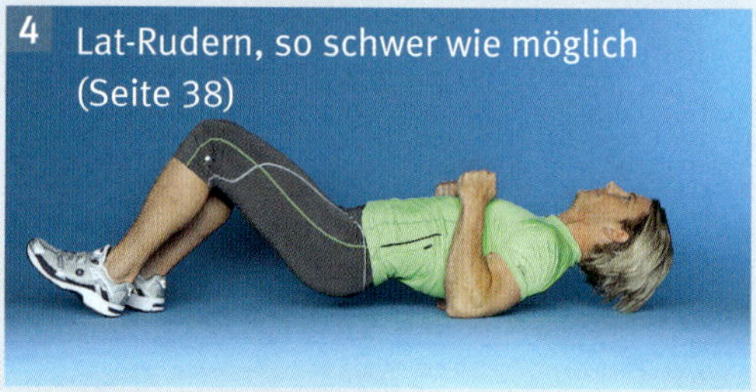

4 Lat-Rudern, so schwer wie möglich (Seite 38)

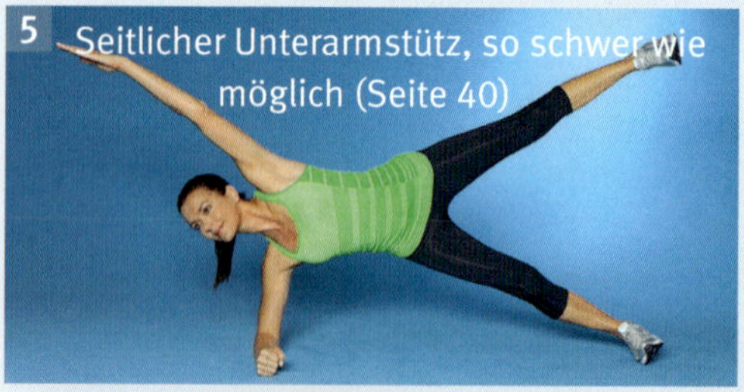

5 Seitlicher Unterarmstütz, so schwer wie möglich (Seite 40)

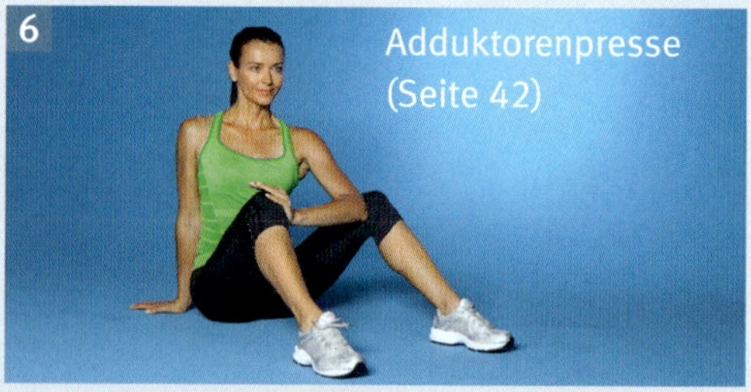

6 Adduktorenpresse (Seite 42)

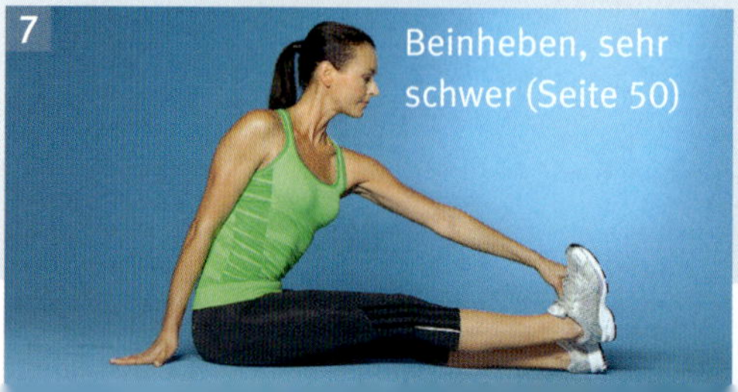

7 Beinheben, sehr schwer (Seite 50)

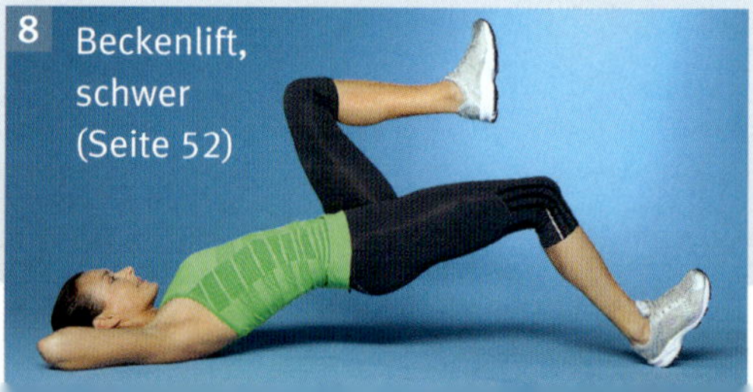

8 Beckenlift, schwer (Seite 52)

Trainingsumfang: 8 Kraft- (1 bis 8) und 9 Dehnübungen (9 bis 17), 11 Kraft- und 17 Dehnsätze (Fortgeschrittene üben je zwei Sätze)

Dehndauer pro Übung: 30 Sekunden

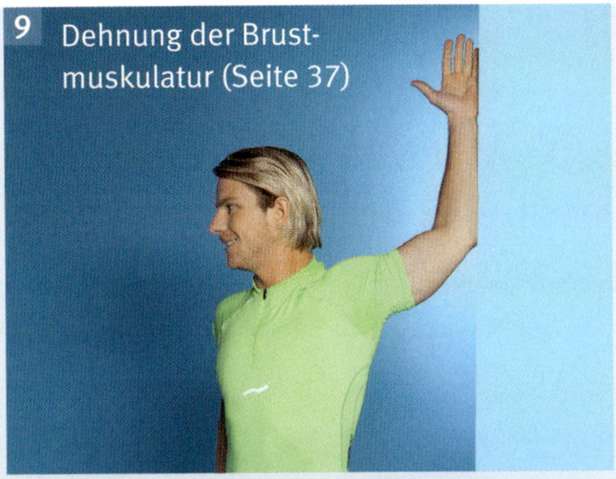

9 Dehnung der Brustmuskulatur (Seite 37)

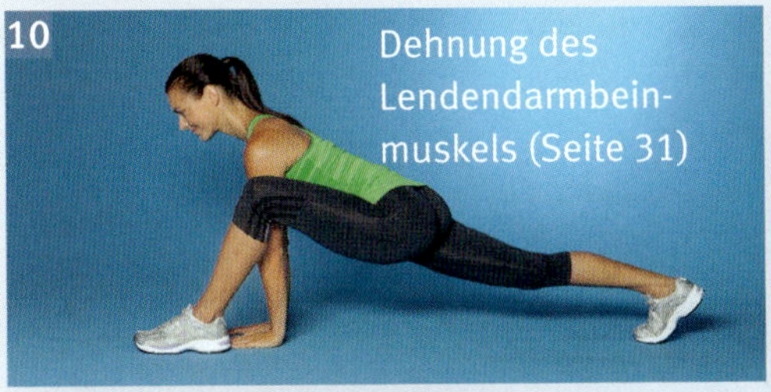

10 Dehnung des Lendendarmbeinmuskels (Seite 31)

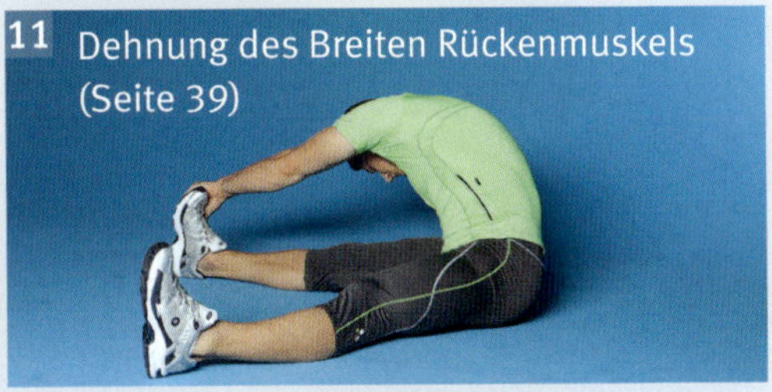

11 Dehnung des Breiten Rückenmuskels (Seite 39)

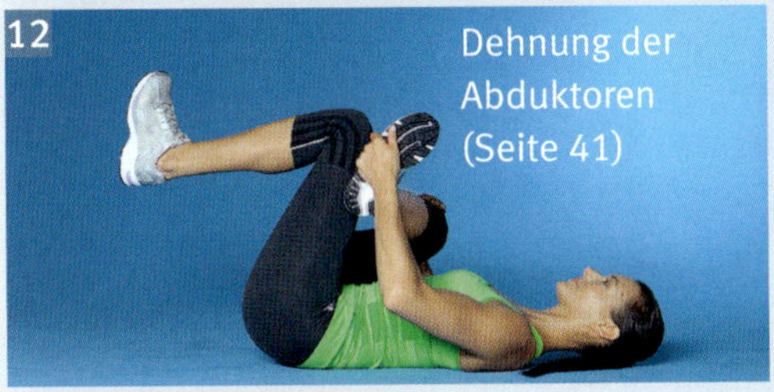

12 Dehnung der Abduktoren (Seite 41)

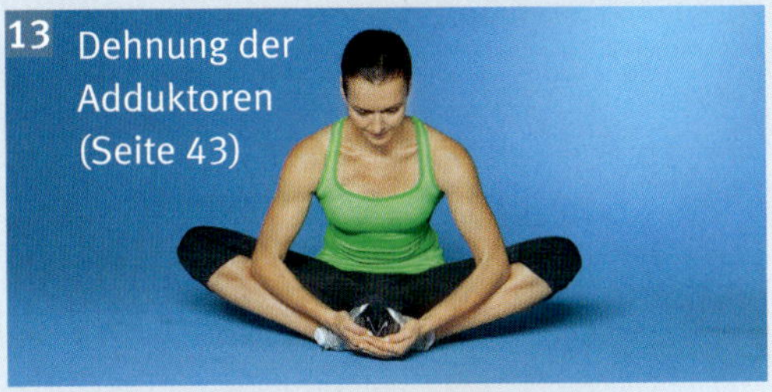

13 Dehnung der Adduktoren (Seite 43)

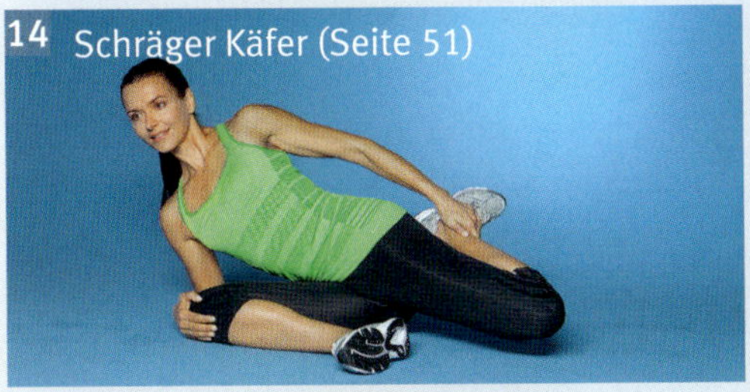

14 Schräger Käfer (Seite 51)

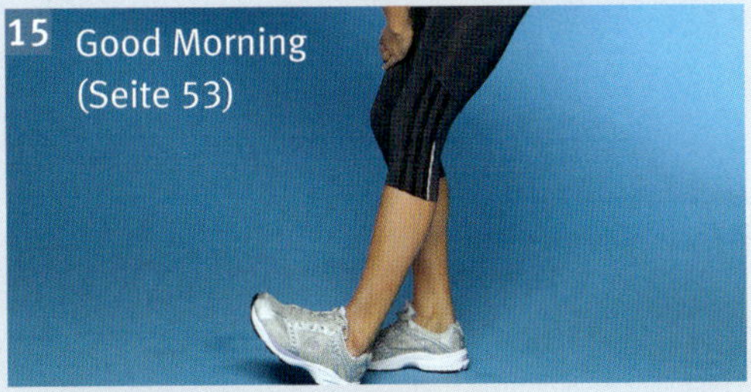

15 Good Morning (Seite 53)

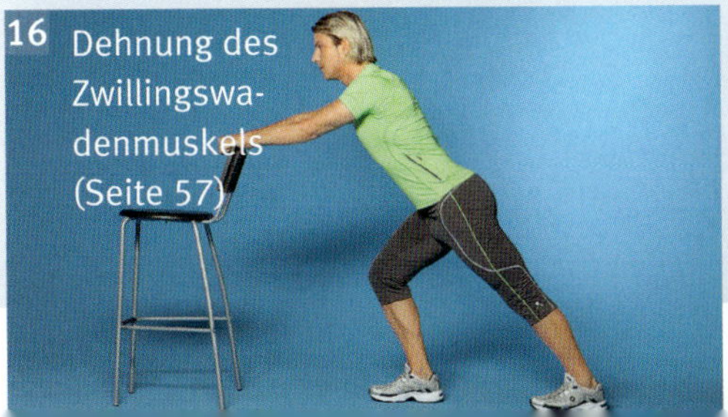

16 Dehnung des Zwillingswadenmuskels (Seite 57)

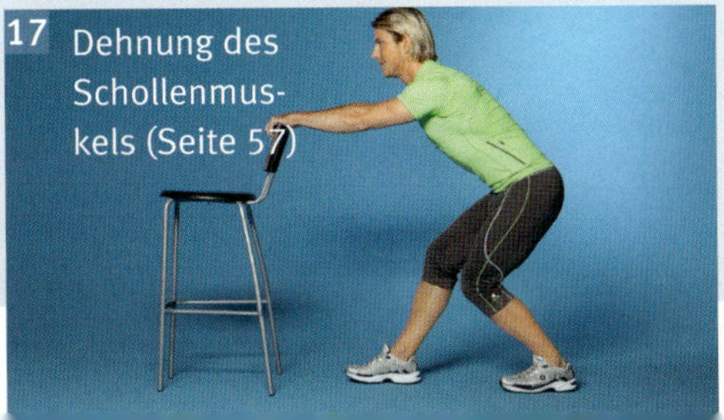

17 Dehnung des Schollenmuskels (Seite 57)

Das 10-Minuten-Dehnprogramm zur Entspannung:
»Dehnen, ausatmen, relaxen«

Optimale Entspannung, zum Beispiel beim Cool-down. Dehnen Sie sanft, fühlen Sie, wie der Muskel weich nachgibt und Sie sich rasch erholen. Genießen Sie die Entspannung von Körper und Geist.

Trainingsumfang: 7 Übungen (1 bis 7), 12 Dehnsätze

Dehndauer pro Übung: etwa 20 Sekunden

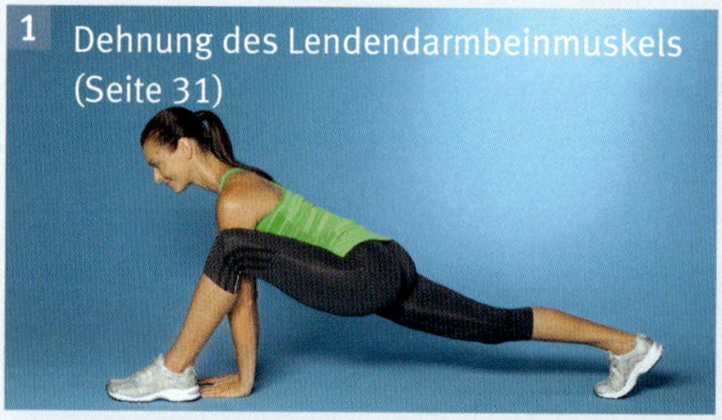
1 Dehnung des Lendendarmbeinmuskels (Seite 31)

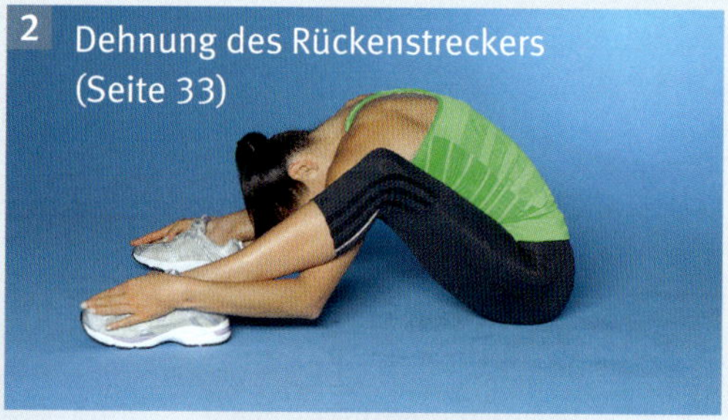
2 Dehnung des Rückenstreckers (Seite 33)

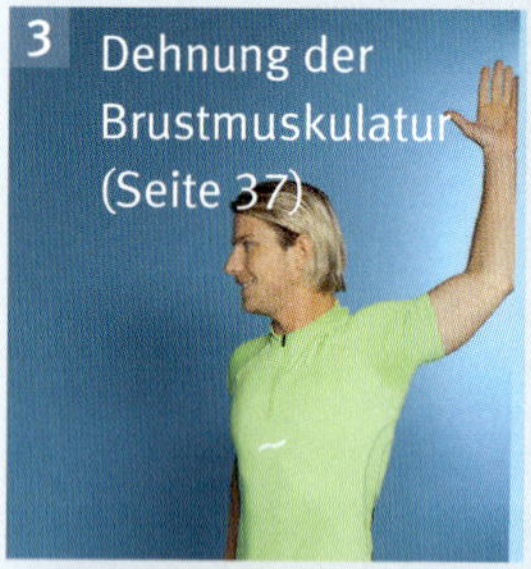
3 Dehnung der Brustmuskulatur (Seite 37)

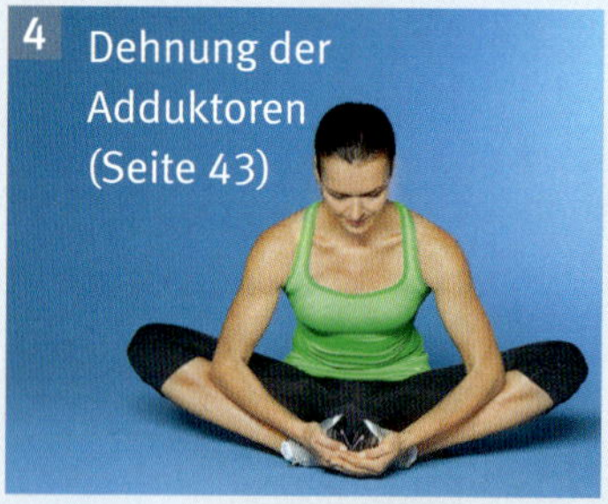
4 Dehnung der Adduktoren (Seite 43)

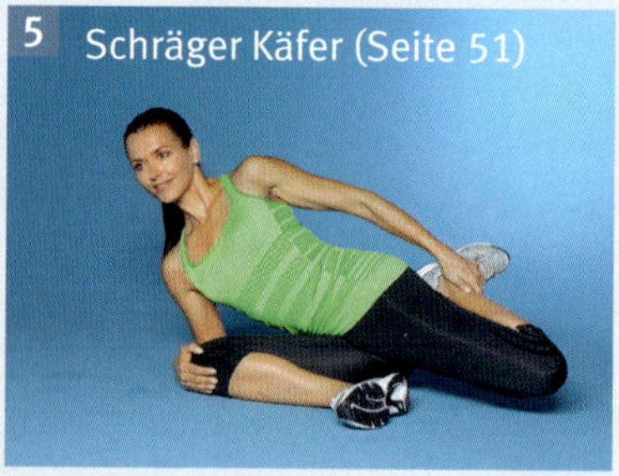
5 Schräger Käfer (Seite 51)

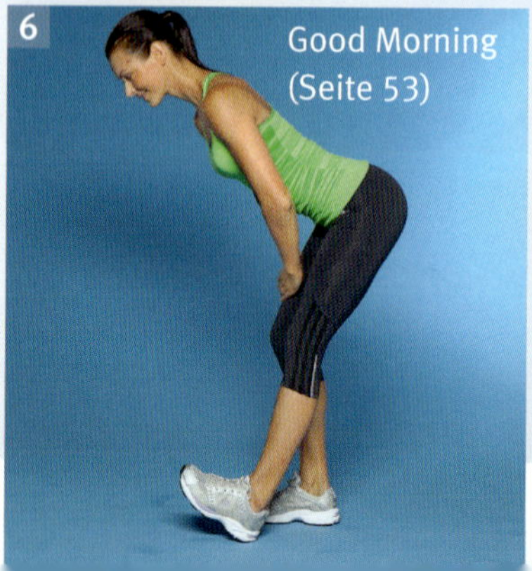
6 Good Morning (Seite 53)

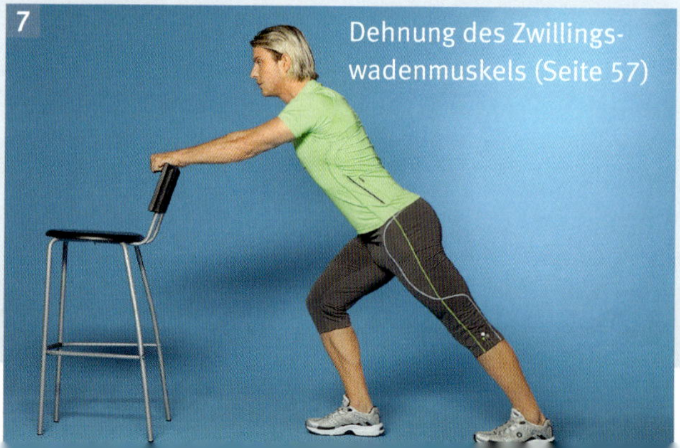
7 Dehnung des Zwillingswadenmuskels (Seite 57)

Das 15-Minuten-Dehnprogramm:
»Kraftgewinn durch Powerstretch«

Kraftzuwachs durch intensives Dehnen. Nutzen Sie hier jeweils eine hohe Dehnintensität und die Möglichkeit der Enddehnungen.

Trainingsumfang: 9 Übungen (1 bis 9), 17 Dehnsätze (im Zweisatztraining 34)

Dehndauer pro Übung: 30 Sekunden

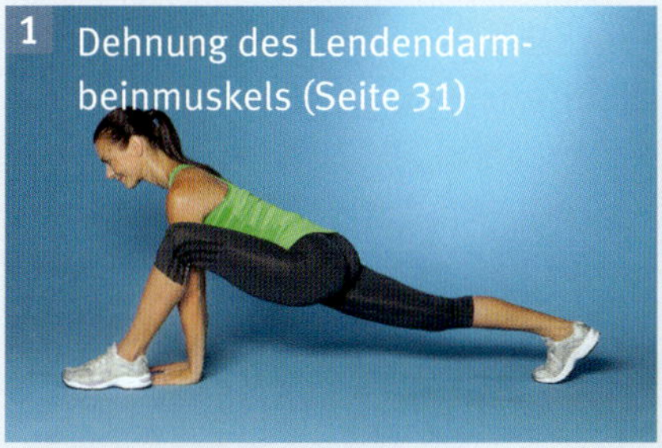
1 Dehnung des Lendendarmbeinmuskels (Seite 31)

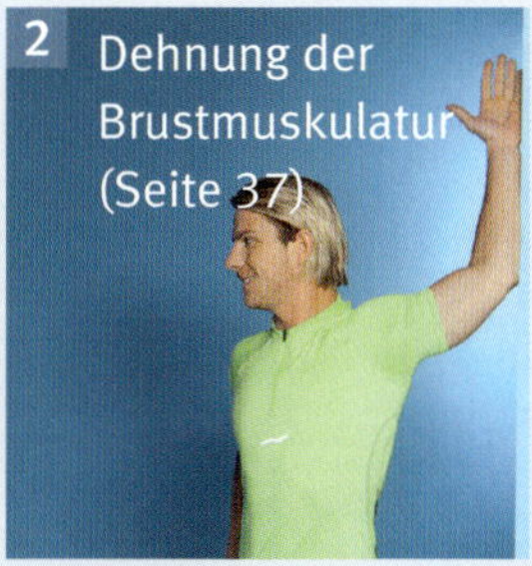
2 Dehnung der Brustmuskulatur (Seite 37)

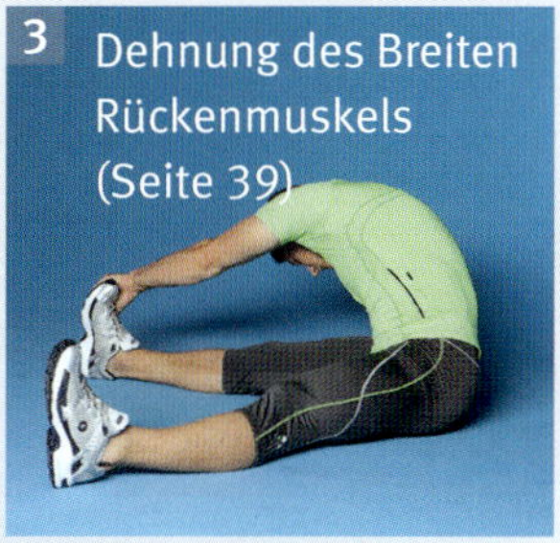
3 Dehnung des Breiten Rückenmuskels (Seite 39)

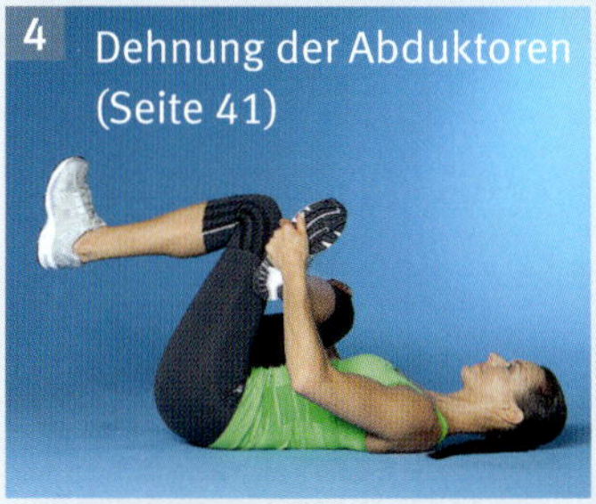
4 Dehnung der Abduktoren (Seite 41)

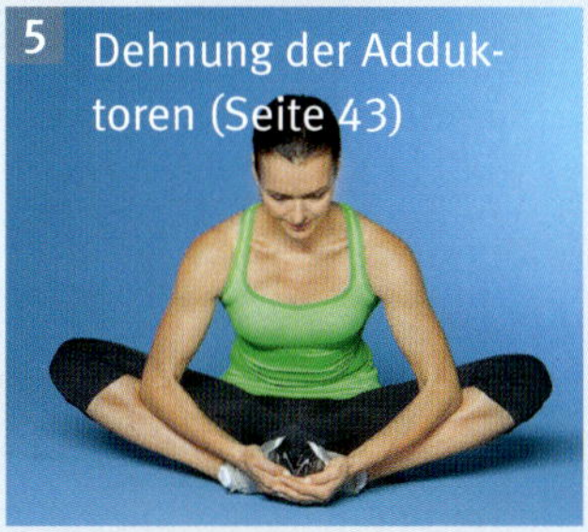
5 Dehnung der Adduktoren (Seite 43)

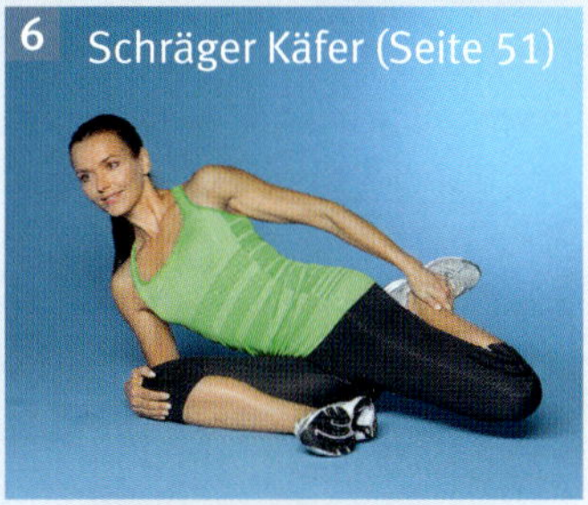
6 Schräger Käfer (Seite 51)

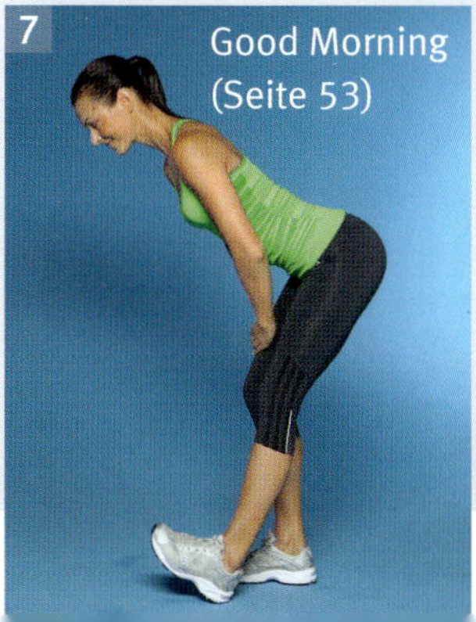
7 Good Morning (Seite 53)

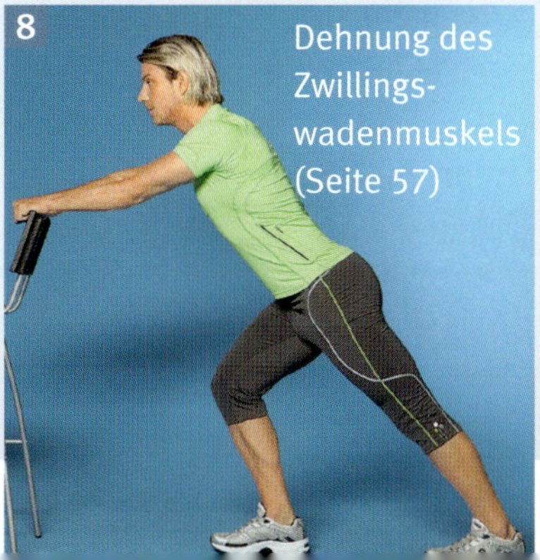
8 Dehnung des Zwillingswadenmuskels (Seite 57)

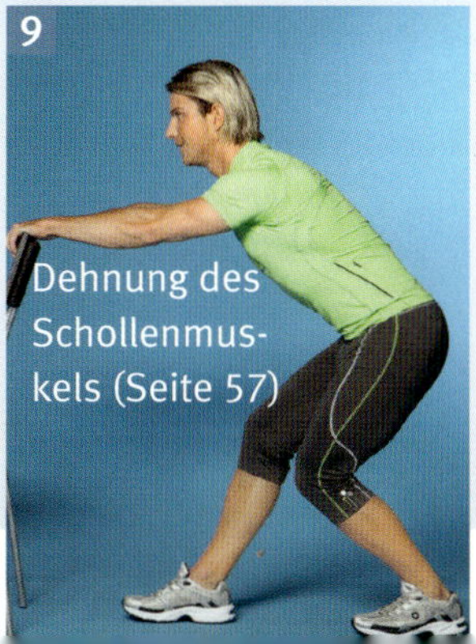
9 Dehnung des Schollenmuskels (Seite 57)

MOTIVIEREN SIE SICH, TESTEN SIE IHRE FORTSCHRITTE!

Selbst erarbeitete Erfolge beflügeln am meisten. Nutzen Sie den Motivationsschub, den Sie durch Ihre Fortschritte erhalten. Regelmäßige Tests dokumentieren das Erreichte »schwarz auf weiß«. Das hilft dranzubleiben – und Ihrer Traumfigur immer näher zu kommen.

DAS A UND O: DIE REGELMÄSSIGKEIT

Es zählt nicht so sehr, wie lange, wie viele Sätze oder wie intensiv Sie trainieren, sondern es ist in erster Linie wichtig, dass Sie es regelmäßig tun. Längere Pausen machen einen Großteil Ihres bereits erzielten »Gewinns« zunichte.

Die Überprüfung der Regelmäßigkeit des Trainings ist sehr einfach – und sie motiviert. Sie tragen in Ihren Termin- oder Taschenkalender an dem Tag, an dem Sie ein Krafttraining absolviert haben, ein K für Krafttraining ein. Ergänzen Sie das K durch eine Minutenangabe für die Trainingsdauer, also K30 für ein Krafttraining von 30 Minuten Dauer oder K5 für ein Kurzprogramm von 5 Minuten. Für die Dehnprogramme notieren Sie ein D, für die Kombination aus beidem ein KD. Wenn Sie zudem Ausdauersport betreiben, lässt sich auch ein A ergänzen – für Walking, Jogging oder Radfahren.

Zählen Sie immer am Ende des Monats alle Einträge zusammen. Letztlich geht es um die Gesamtzahl der Trainingseinheiten und die komplette Minutenzahl. Als Freizeitsportler sind Sie da mit 8 bis 10 Mal pro Monat und 60 bis 90 Minuten pro Woche schon sehr gut dabei. Steigern können Sie sich je nach Zeitbudget und Trainingsziel ganz nach Ihren Möglichkeiten und Wünschen.

KRAFTTESTS

Einen guten Überblick über Ihre Fortschritte geben Ihnen die Krafttests, bei denen Sie frühere mit aktuellen Leistungen vergleichen. Sich mit anderen Menschen zu messen, hat hierbei wenig Sinn, da bei allen maxxF-Übungen mit dem eigenen Gewicht und der Körpergröße beziehungsweise der Länge der Hebel gearbeitet wird. Bleiben Sie also bei dem, was Sie selbst schaffen – und staunen Sie über die rasche Entwicklung Ihrer Kraft.

Führen Sie vor dem ersten Test drei bis vier maxxF-Trainingseinheiten durch, um die Übungen kennenzulernen und sich etwas einzugewöhnen. Danach sollten Sie sich bereits zum ersten Mal testen und Ihre Ergebnisse schriftlich festhalten. Sie bilden dann gewissermaßen die Basis für die späteren Vergleiche, bei denen Sie Ihre Fortschritte sehen können.

Krafttest: Übungsvarianten

➤ Alle maxxF-Übungen werden in unterschiedlichen Schwierigkeitsstufen angeboten. Es sollte Ihr Ziel sein, immer schwerere Übungsvarianten zu schaffen.

➤ Probieren Sie im Test aus, welche Variante der jeweiligen Übung Sie korrekt schaffen und wie lange Sie diese durchhalten – 30, 45 oder 60 Sekunden? Das kann bei jeder Übung unterschiedlich sein.

➤ Nach etwa jeweils zwölf Trainingseinheiten checken Sie erneut, welche Variante Sie nun schaffen.

Krafttest: Anzahl der Wiederholungen

➤ Zählen Sie in dieser Testart bei jeder Übung die Anzahl der korrekt absolvierten Wiederholungen und halten Sie die Ergebnisse schriftlich fest.

➤ Wiederholen Sie den Test regelmäßig. In dem Maße, in dem die Anzahl der Wiederholungen derselben Übungsvariante ansteigt, ist Ihr Trainingsfortschritt gewachsen.

TEST DER KÖRPERUMFÄNGE

Das wichtigste Trainingsziel der meisten Frauen und vieler Männer sind der Abbau von Körperfett, Körperformung und die Verbesserung der Attraktivität. Mit Umfangsmessungen können Sie leicht – und vor allem objektiv – überprüfen, in welchem Maße Sie Ihren Zielen und damit nicht zuletzt Ihrer Wunschfigur nähergekommen sind. Nehmen Sie die Daten am besten gleich jetzt zum ersten Mal auf. Damit setzen Sie einen Startpunkt für Ihr neues Trainingsprogramm: maxxF. Schon nach wenigen Wochen werden Sie erstaunliche und höchst motivierende Veränderungen feststellen. Mit einem einfachen Schneidermaßband können Sie den Umfang von Bauch, Hüfte, aber auch Arm- oder Beinmuskeln erfassen. Notieren Sie sich die Ergebnisse mit Datum – und vergleichen Sie später mit den jeweils aktuellen Zahlen.

Gesundheitsrisiko Übergewicht

Mit regelmäßigem maxxF-Training und einer sinnvollen Ernährungsumstellung (siehe Literaturhinweise Seite 78) lässt sich auch sehr gut abnehmen. Messen Sie die Erfolge hierfür ebenfalls mit dem Maßband nach. Ein wichtiger Messpunkt ist die dickste Stelle des Bauches, genau in der Mitte zwischen dem unteren Rippenbogen und dem oberen Beckenkamm. Solange Sie als Frau hier unter einem Umfang von

80 cm sind, liegt kein erhöhtes Gesundheitsrisiko vor, bei Männern geht man von etwa 92 cm aus – ab dann wird es gesundheitlich allmählich riskant.
Entscheidend ist zudem die sogenannte Waist-Hip-Ratio. Teilen Sie hierfür Ihren Taillenumfang durch Ihren Hüftumfang. Bei Frauen ist ein Quotient ab etwa 0,8 kritisch, bei Männern ab etwa 0,9.

»NACKTE WAHRHEIT« – FOTOS ODER SPIEGEL

Neben der Körperformung, die Sie auch an der Weite Ihres Rock- oder Hosenbundes spüren, dokumentieren Vorher-Nachher-Fotos die optischen Veränderungen Ihres Körpers am deutlichsten. Nehmen Sie diese Fotos möglichst immer auf dieselbe Weise auf, damit Sie sie gut miteinander vergleichen können. Legen Sie den Hintergrund, die Beleuchtung, den Bildausschnitt sowie die Position und den Abstand des Fotografen genau fest. Schreiben Sie sich solche Details auf, und vergessen Sie auch nicht, die Fotos jeweils mit Datumsangaben zu versehen (elektronisch oder einfach per Zettel). Lassen Sie sich von vorn, von der Seite und von hinten nackt oder in Unterwäsche ablichten.

Spiegeltest

So überprüfen Sie Ihre Körperformung regelmäßig auf die direkteste Weise: Stellen Sie sich vor einen großen Spiegel. Betrachten Sie sich von vorn und von der Seite. Beurteilen Sie Ihre Körperformen möglichst objektiv. Seien Sie dabei aber auch nicht überkritisch und überbewerten Sie einzelne Körperteile nicht. Konzentrieren Sie sich auf das, was sich schon sichtbar positiv verändert hat. Machen Sie sich mit Datum versehene Notizen – und trainieren Sie regelmäßig weiter.

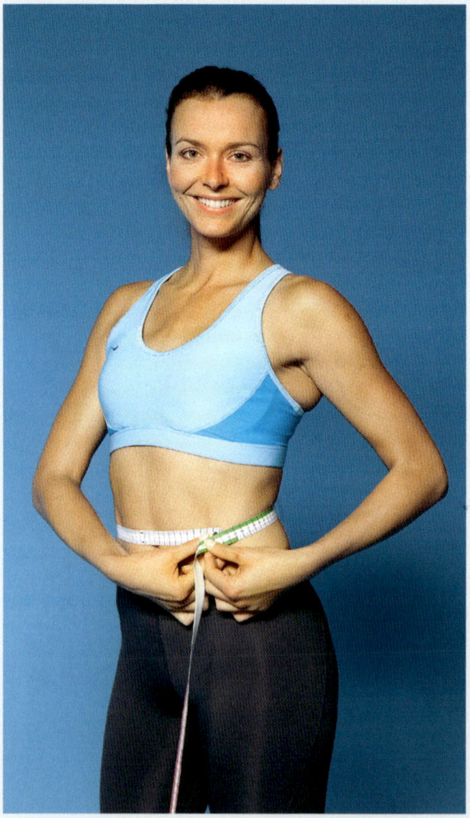

Mit dem Maßband die Erfolge überprüfen – das motiviert!

Register

Bücher und Adressen, die weiterhelfen

Bücher

Boeckh-Behrens, W.-U.; Buskies, W.: **Fitness-Gesundheitstraining.** Rowohlt

Boeckh-Behrens, W.-U.; Buskies, W.: **Fitness-Krafttraining.** Rowohlt.

Elmadfa, Prof. Dr. I., u.a.: **Die große GU Nährwert-Kalorien-Tabelle.** GRÄFE UND UNZER

Grillparzer, Marion: **Fatburner – So einfach schmilzt das Fett weg.** GRÄFE UND UNZER

Trökes, Anna: **Yoga für den Rücken. Mit DVD.** GRÄFE UND UNZER

Adressen

maxxF ist ein Markenname der Inline-Unternehmensberatung. Studios, die mit ihr zusammenarbeiten, bieten maxxF-Kurse an, in denen Sie das Training in der Gruppe unter Anleitung erlernen können. Ein in Ihrer Nähe liegendes Inline-Studio können Sie bei der Inline-Zentrale unter der Telefonnummer 02362-94600 erfragen.

Impressum

Genehmigte Lizenzausgabe für Nikol Verlagsgesellschaft mbH & Co. KG, Hamburg, 2018

Projektleitung: Anja Schmidt

Lektorat: Diane Zilliges

Satz und Gestaltung:
Christopher Hammond

Umschlaggestaltung:
Jürgen Hetz, denksportler Grafikmanufaktur

Umschlagabbildung: iStock.com

Herstellung: Markus Plötz

Lithos: Repro Ludwig, Zell am See

Druck: Graspo CZ, a.s.
Printed in the Czech Republic

ISBN 978-3-86820-404-9

Fotoproduktion: Kay Blaschke

Syndication:
www.jalag-syndication.de

Wichtiger Hinweis

Die Methoden und Informationen in diesem Buch wurden nach bestem Wissen erstellt und mit größtmöglicher Sorgfalt geprüft. Alle Übungen wurden danach ausgewählt, wie sie sich in der Praxis bewährt haben. Es liegt jedoch in der Verantwortung der Leser, zu entscheiden, ob und wie häufig sie eine Übung machen. Lassen Sie sich in allen Zweifelsfällen durch einen Arzt oder Therapeuten beraten. Weder Autor noch Verlag können für eventuelle Schäden, die aus den im Buch gegebenen praktischen Hinweisen resultieren, eine Haftung übernehmen.